U0340127

直探宇宙隐藏的跳动

承受如梦召唤的牵引

走过远方惊喜的记忆

迎向生命更深的信息

很多植物
都想照顾我们

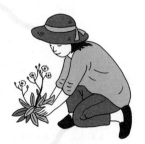

黄盛璘　黄盛莹　蔡祐庭　著　　　官月淑　绘

SPM 南方出版传媒

广东科技出版社 | 全国优秀出版社

·广州·

图书在版编目（CIP）数据

很多植物都想照顾我们 / 黄盛璘，黄盛莹，蔡祐庭
著；官月淑绘 . — 广州：广东科技出版社，2021.3
　　ISBN 978-7-5359-7218-7

　　Ⅰ . ①很… 　Ⅱ . ①黄… ②黄… ③蔡… ④官…
Ⅲ . ①园艺 - 辅助疗法 　Ⅳ . ① R459.9
中国版本图书馆 CIP 数据核字 (2020) 第 261699 号

本书由心灵工坊文化事业股份有限公司正式授权，同
意经由 CA-LINK International LLC 代理，由北京紫图图书
有限公司出版中文简体字版本。非经书面同意，不得以任
何形式任意重制、转载。

著作权合同登记　图字：19-2020-108 号

很多植物都想照顾我们
Henduo Zhiwu Dou Xiang Zhaogu Wo·men

出 版 人：朱文清
责任编辑：曾　超　温　微
监　　制：黄　利　万　夏
特约编辑：曹莉丽　孙　建　贾　方
营销支持：曹莉丽
版权支持：王秀荣
装帧设计：陈春惠
责任校对：陈　静　杨崚松
责任印制：彭海波
出版发行：广东科技出版社
　　　　　（广州市环市东路水荫路 11 号　邮政编码：510075）
销售热线：020-37592148 / 37607413
http : //www.gdstp.com.cn
E-mail : gdkjcbszhb@nfcb.com.cn
经　　销：广东新华发行集团股份有限公司
印　　刷：艺堂印刷（天津）有限公司
规　　格：710 mm×1 000 mm　1/16　印张 18.5　字数 189 千
版　　次：2021 年 3 月第 1 版
　　　　　2021 年 3 月第 1 次印刷
定　　价：69.90 元

如发现因印装质量问题影响阅读，请与广东科技出版社印制室联系调换（电话：020-37607272）。

每位园艺治疗师手上都要有
一百则教案!

这本书的灵感来自"一粒麦子基金会"CEO（首席执行官）林木泉的一句话:"每一位园艺治疗师,手上都要有一百则教案!"听到这个"指标"后,我不禁屈指盘算了一下手边有几则教案。

林木泉说得的确不错,运用于园艺治疗的植物需因春、夏、秋、冬季节更替而不同,也需因晴、阴、雨、风天气变化而调整,每个季节都有各形各色的花、叶、果实、种子,没一百则教案在手,恐不能及时、巧妙地应对不同的气候变化,或配合不同植物的不同生长过程。

于是,我邀请了两位资深的园艺治疗师,小黄（黄盛莹）和柚子（蔡祐庭）,将所有使用过的教案汇集起来,一数,啊! 真超过了一百则!

于是我们着手整理了一百多则基础教案。

植物和人之间的桥梁

所谓"园艺治疗",是指利用植物及园艺活动来帮助人们跨越某些心理障碍,借以改善身、心的状态。换句话说,是让人们通过照顾另一个生命与观察另一个生命的生长周期，来面对自己生命中的瓶颈。植物的成长和生命循环过程为我们的工作和活动提供了许多素材，可以用来推动我们身、心的运作。

我在美国学习园艺治疗，然后回到中国推广，一转眼也十几年了。这十几年来，我试图把适合做园艺治疗的植物找出来，研究它们的属性和特性，再运用这些属性和特性来设计课程。希望通过课堂上的园艺活动让学员喜欢上植物，进而愿意照顾植物，并在照顾的过程中感受生命中的开心、快乐与成就。因此，我常说园艺治疗师其实就是搭起植物和人之间的桥梁的人。园艺治疗师的主要工作就是要加强两个生命体的沟通与交流，建立人和植物之间的美好关系。

因此，这本书提供的是搭建桥梁的钢筋骨架，至于这桥梁是什么样子，要通往何处，服务哪些人，就要仰赖执行教案的园艺治疗师个人的用心和技法了。我们编写这本书，是希望让走在园艺治疗路上的伙伴能减少摸索的时间，一旦掌握教案设计的精髓，相信每位园艺治疗师都可以再设计出另外一百则教案！

这一百多则教案，我们依属性将其分成十篇，而每则教案之间都可以彼此弹性地做组合。其中最重要的是保健植物篇。

保健植物

还记得十五年前在美国学习园艺治疗时，我曾大量使用了薰衣草、迷迭香、百里香等在当时的中国台湾很少见的"香草"，其中薰衣草在美国被封为"园艺治疗皇后"。因此，回到台湾后，我第一个就想到要种植薰衣草。于是我跟朋友借了一块地，一口气种了二三十棵。第一年夏天，这些薰衣草因不耐湿热，一下就死了一半以上。到了第二年夏天，就只剩一棵。这一棵没死，却也没长得很好，瘦弱的枝干随风摇晃着。看到它的人第一个反应都是："你活得好辛苦哦……""你好可怜呀！"自顾不暇的它，完全无法展现疗愈的力量。通过那次的经历，我知道长在干冷的温带气候地区的西洋香草，来到湿热的台湾，恐怕过不了作为园艺治疗植物的第一关：生命力要强，即要易于栽种。

怎么办？适合在中国做园艺治疗的植物在哪里？

有一天，我突然想到：香草的英文名字"herb"，就是药草的意思，所以薰衣草可以安神助眠，迷迭香可以提神……中国不也有属于我们自己的青草吗？于是我跑去万华青草店拜师学习青草的相关知识，学习之后，我发现很多看似默默无名的野草却有着独特的功效。生命力顽强的野草，大部分都能达到做园艺治疗植物第一关的要求——生命力强，易于栽种。

成为园艺治疗植物的第二关，就是要能激发"五感刺激"——视觉、嗅觉、味觉、触觉和听觉。大多数人是通过五感来了解和探索外在世界的，并以此积累非常多的生命体验，因此当内心沮丧和困顿时，我们可以倒过来，运用外在的五感刺激来联结内在世界，一旦联结上，就仿佛找到了那把被遗忘的记忆钥匙，打开了封存已久的记忆和生命经验，这些经验往往会唤醒一个人的生命力。

记得有一次我将鱼腥草带进一个由失智老人组成的团体，一说鱼腥草的当地名称"臭臊草"，一位近九十岁的阿姨脸上马上显露出陷入回忆的神情。我立刻问道："阿姨，提到臭腥草你会想到什么？"于是阿姨跟我们分享了她以前做产婆时发生的故事："有个小孩刚出生时有点发烧，旁边的长辈就跟她说，煮臭腥草给孩子喝，就会好了。"一株鱼腥草打开了阿姨对其产婆生涯的回忆，而在这段回忆中，阿姨感到开心、快乐而有尊严。

成为园艺治疗植物的第三关，是能够联结生活。如果这些生命力强、带有感官刺激的青草又联结了民俗、文化和生活经验，那么其疗愈力就会被启动得更快。例如，艾草联结端午节，中秋节非菊花莫属，中元节就得请出"除障保平安"的植物。于是，我们把从众多青草中挑选出的容易种植、具备五感刺激，并且和节庆有关的植物收录在本书中，帮助读者了解它们的特性，再运用这些特性设计有趣的活动，进而让读者学习栽种和照顾它们的方法。通过这些活动，我们搭起人和植物之间的桥梁，把植物送到需求者的生活里，创造人和植物互相交流、沟通的机会。在照顾生命的过程中，人会感到开心、快乐并自我肯定，进而重新获得积极、勇敢面对生命中种种挑战的力量。

蔬菜与花、叶、果实、种子

在春、秋两个播种季节，除了保健植物，在园艺治疗应用上一定要搭配蔬菜的栽种。尤其是大家熟悉的蔬菜，会让人马上联想到料理，例如韭菜让人想到韭菜水饺，白萝卜让人想做菜头粿（萝卜糕），因此很容易引起栽种兴趣。蔬菜生长季较短，通常一季之内即可采收，因此人们很快就可以感受到收获的成就感。春、秋两季栽种蔬菜的种类不同，栽种蔬菜不但要配合季节、气候的变化，而且要经常面临昆虫抢食的挑战，这使得栽种蔬菜成了最佳的生态和生命教育活动之一。

因此，蔬菜也被列为园艺治疗的常用素材。

植物的花、叶、果实、种子，都是配合季节随手可得的园艺治疗素材，可运用当季素材来设计活动，通过这些活动来传递大自然的信息。

缤纷的花朵，带出春天生命的信息——快乐和祝福；叶子，到处可以采集，可以说是不需要花费的材料，我们可以运用叶子的形状和颜色变化来传达季节的变化；果实则代表成熟与收成；种子代表着一种对未来的希望与期待。

盆器与花草手工艺

园艺治疗植物的栽种不只是为了收成，更重要的是栽种的过程，每个栽种步骤都要能牵引出背后的心理感受。为了培养人与植物之间的情感，在栽种前，我们会先设计自己的盆器——植物的家。每个人的盆器都由自己亲手设计，独一无二。特别是带领失智长辈、智力发育不健全的孩子时，可慢慢地通过手作，增强其对盆器的印象，由此拉近其与植物的距离。

当碰到下雨、天气太冷等不太适合到户外开展活动或栽种植物的天气时，就要把握时机推出手工艺课程了。但手工艺仍须带有植物的元素。例如，端午节在香包内包艾绒，辟邪保平安；圣诞节在雪人娃娃内塞薰衣草，不但有过节气氛，而且薰衣草的味道更能放松助眠。虽然有部分香草不好栽种，但我们仍可运用干品带出来的特殊、迷人的香气，做出幸福花草茶包来泡茶。

在操作过程中，能充分运用手部触觉，抚摸植物的纹理结构；充分运用视觉，观察植物的颜色；充分运用嗅觉，近距离闻一闻植物的香气；再用植物泡个茶、做个食物来品尝，于是感官就全打开了。

五行五色与大自然

在整理教案的过程中，我们逐渐呈现了这几年园艺治疗的本土化历程。先是用本土青草（保健植物）取代西方香草，然后是融进传统二十四节气和节庆，最后就是从中医理论中撷取五行五色养生观。

五行是指木、火、土、金、水，对应五色青（绿）、赤、黄、白、黑，可对应照顾我们身体中五脏的肝、心、脾、肺、肾，配合着四季运行：春天顾肝，夏天顾心，秋天顾肺，而冬天就要特别注意养肾。

我们通过五行五色的概念，让身体的小宇宙和大自然的大宇宙有了呼应，如此来结合栽种、料理和养生，形成"农、食、医"三位一体的园艺治疗。如果再辅以适度的户外活动，亲身感受大自然中地、水、火、风的气息，我们便与天、地有了更亲密的联结。

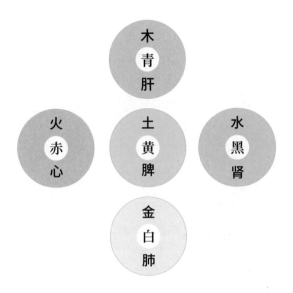

五行五色对应图

让植物呵护我们

多年经验让我深刻体会到，很多植物都很想照顾甚至呵护我们，只是我们不知道，也不知如何运用，这正是我们整理教案、分门别类、精心编辑本书的最大初衷。

因此，本书绝不只是一本单纯的DIY书籍。全书教案皆取材于生活、应用于生活，同时通过手绘步骤图解，图文并茂地将过去只能在课堂上亲授的园艺治疗教案呈现于纸上，以利于推广给更多有兴趣、有需要的人。我们希望通过本书帮助大家感受植物的疗愈力，拥抱更健康、更有趣也更有尊严的人生！

黄盛璘（园艺治疗师）

目 录

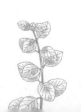

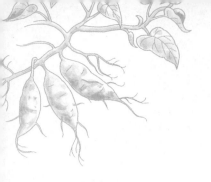

蔬菜篇

种子篇

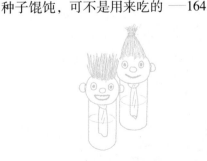

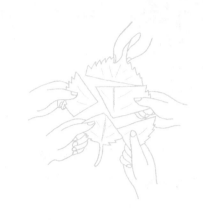

水果篇

叶子篇

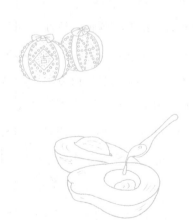

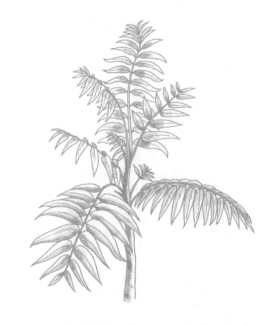

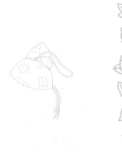

花篇

五行五色篇

花草手工艺篇

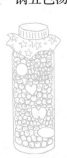
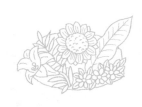

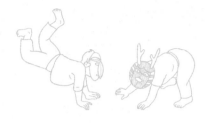

植物的家篇

户外篇

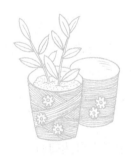

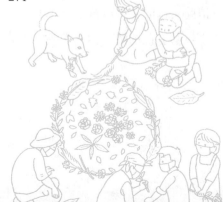

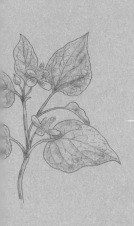
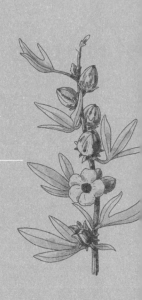

保健植物篇

每次一拿出艾草、到手香、鱼腥草（臭腥草）等民间常用保健植物，总会得到长辈许多的回应："我小时候常用这个来……"对长辈来说，这些保健植物是以前生活的回忆。与生活有极大关联的保健植物，绝对是人与植物之间最好的联结。

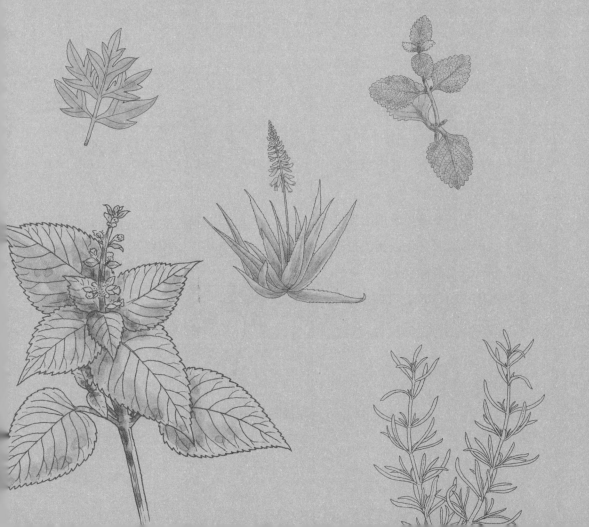

艾草

传递平安与爱的绿色大使

端午是要进入酷夏的天气预告！民谚说："未食五月粽，破裘不愿放。"过了端午，冬衣、棉被都可安心收起来了。天气越来越热，细菌、蚊蝇等开始蠢蠢欲动，要杀菌、驱虫、辟邪保平安，就得请出被奉为"医草"的艾草！因此，在端午节来临前，以艾草为主角的各式各样的衍生品层出不穷，例如艾草驱蚊香、艾草除障袋、可替代香包的艾草平安娃娃和小精灵等。

而到了天气变冷时，性温、帮助气血循环的艾草也能派上用场。若结合传统保健妙方，还可以温暖身体，例如冬至的艾草汤圆。

作为民俗和中医最常用的保健植物，感官功能和文化内涵都很丰富的艾草，总是能激发更多、更妙的创意，让身、心都受到照顾，真不愧是"医草"！

认识艾草

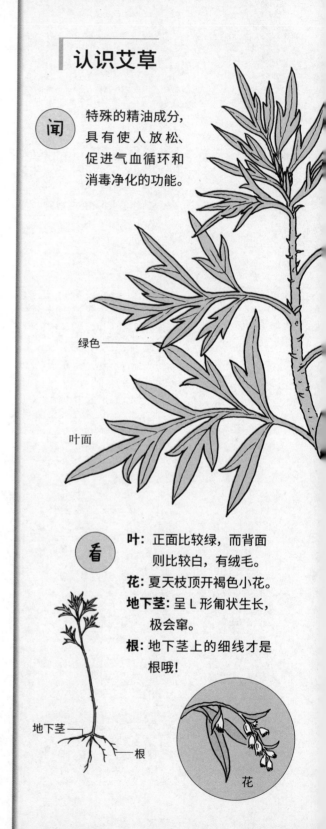

闻 特殊的精油成分，具有使人放松、促进气血循环和消毒净化的功能。

绿色

叶面

看
叶：正面比较绿，而背面则比较白，有绒毛。
花：夏天枝顶开褐色小花。
地下茎：呈 L 形匍状生长，极会窜。
根：地下茎上的细线才是根哦！

地下茎

根

花

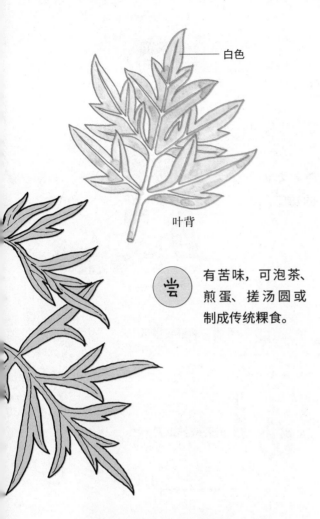

白色

叶背

尝 有苦味，可泡茶、煎蛋、搓汤圆或制成传统粿食。

触 叶背密布的白色绒毛，晒干后打碎可依粗细和质地制成等级不同的艾绒。

小提示

1. 野外辨识艾草的方法有：①翻看叶子，正反两面的颜色不同。②要有艾草独特的香味。

2. 近年有种外来植物"银胶菊"，叶子长得非常像艾草，但没有艾草的两个特色。银胶菊开的白花，花粉容易引起过敏，千万不要弄错。

如何照顾？

多年生的艾草，"扦插"是其主要繁殖方法，几乎全年皆可进行繁殖。喜欢阳光、耐旱，不需要浇太多水，最好养在阳光充足的地方。

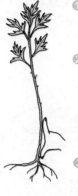

① 从根部开始，以拇指和食指打开的长度，剪成数段。

② 剪茎时，最好下面剪斜、上面剪平，这样一方面可增加其接触土壤的面积，另一方面可当记号，免得插错方向。

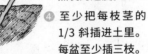

③ 每枝茎上可留叶子一两片，没有也没关系。留下来的叶子最好再剪去1/3的叶尖，降低水分蒸发的速度。

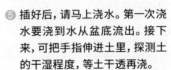

④ 至少把每枝茎的1/3斜插进土里。每盆至少插三枝。

⑤ 插好后，请马上浇水。第一次浇水要浇到水从盆底流出。接下来，可把手指伸进土里，探测土的干湿程度，等土干透再浇。

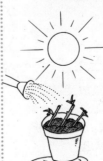

⑥ 喜欢阳光、耐旱的艾草，不需要浇太多水。最好养在阳光充足的地方。

讨厌蚊虫?
用艾草做驱蚊香吧

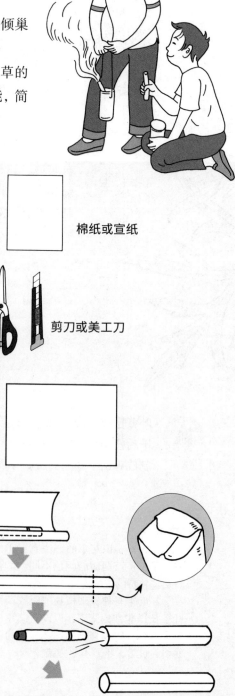

端午节过后,天气越来越热,于是蚊虫倾巢而出,这时最适合做"艾草驱蚊香"了。

制作艾草驱蚊香时,重复的动作加上艾草的香气,有很好的复健疗愈和安定精神的功能,简易的操作也能令人很快获得成就感。

材料、工具

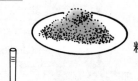 粗艾绒

棉纸或宣纸

筷子 1 根

 马克笔或白板笔

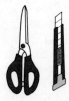 剪刀或美工刀

做法

1. 将纸对折数次,裁成约 20 厘米 ×15 厘米(也可裁成更小一张)。

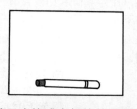

2. 将马克笔或白板笔放至纸的长边,将纸卷成管状,先在一端将笔推进 1 厘米,将纸内折,封住后,再把笔拿出。

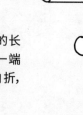

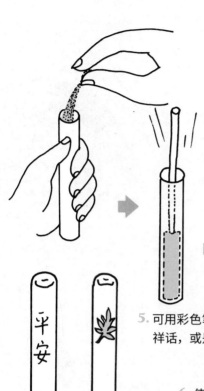

3. 一手轻轻握住纸管，另一手捏起一小撮艾绒放入纸管，用筷子压实，不断重复此步骤。

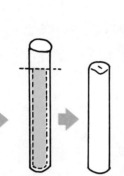

4. 当纸管剩下最后约1厘米时，将纸内折封住，就完成了！

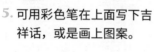

5. 可用彩色笔在上面写下吉祥话，或是画上图案。

6. 使用时，点燃蚊香边缘纸，当闻到艾草燃烧的味道时，表示蚊香已点燃。

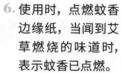

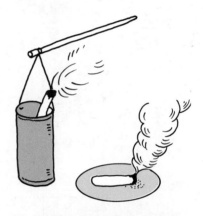

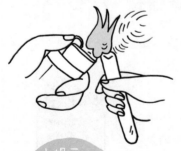

7. 注意蚊香要放在陶瓷或金属盘上烧，切勿用纸或塑胶容器。

小提示

1. 艾草蚊香压得越扎实，烧得会越久，且烟会越小。

2. 因为是"驱"蚊香，使用时请打开一扇门或窗让蚊虫能够飞到室外。

3. 抓握控制力不佳者，可将纸卷套入管状物品中，方便抓握。

4. 特殊人群耐力较不足，纸管可酌量减短。

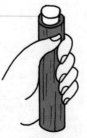

配套活动

蚊香罐设计

1. 收集铁罐。

2. 用贴纸、彩色胶带来装饰罐身。

3. 打洞穿上铁丝，可提式蚊香罐便做好了。

用艾草除障袋，
再也不用担心睡眠了

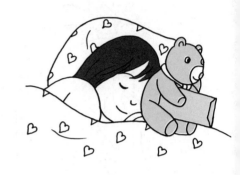

端午节代表酷夏即将来临，"五毒"出洞，民间信仰的中元节则是"鬼门开"，这些时候，最需要"除障保平安"。在心神不宁、睡不安稳、噩梦频繁时，都可以请辟邪植物出马，发挥其安神助眠的功能。

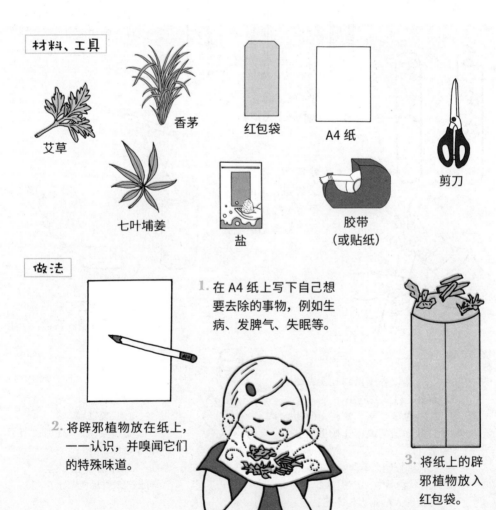

材料、工具

艾草

香茅

红包袋

A4 纸

七叶埔姜

盐

胶带
（或贴纸）

剪刀

做法

1. 在 A4 纸上写下自己想要去除的事物，例如生病、发脾气、失眠等。

2. 将辟邪植物放在纸上，一一认识，并嗅闻它们的特殊味道。

3. 将纸上的辟邪植物放入红包袋。

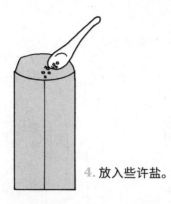

4. 放入些许盐。

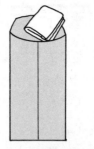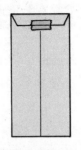

5. 将折后的 A4 纸放进红包袋，用胶带或贴纸将红包袋封住。

6. 可将红包袋带在身上或放在枕头旁。

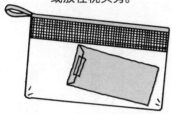

7. 约一周后，可取出植物放入澡盆、脸盆或水桶中，进行泡澡、搓澡或手足浴。

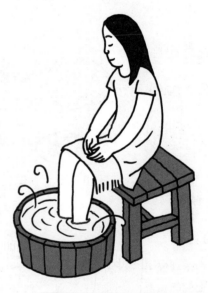

8. 可将用过的植物埋入土中，使其自然分解。

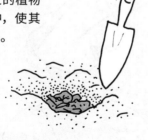

小提示

1. 民俗中的辟邪植物和盐都有很好的抗菌、净化效果。

2. 这个活动旨在运用植物的辟邪作用，来发觉、清除或转化自己内心的负面能量。

辟邪植物

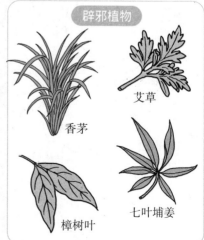

香茅

艾草

樟树叶

七叶埔姜

艾草娃娃保平安

在民俗植物中，艾草是"除障保平安"的辟邪植物，因此用艾草做的娃娃，就成了"艾草平安娃娃"。艾草娃娃可在农历七月中元节用于除障，或在端午节当保平安的香包，也可以在梅雨季时作为祈求天晴的晴天娃娃！

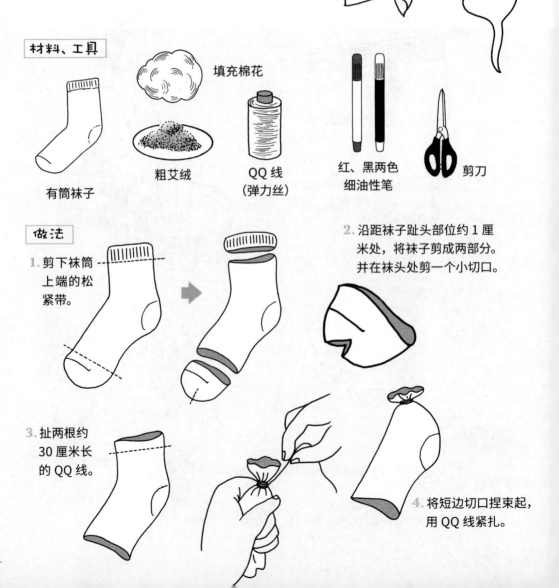

材料、工具

填充棉花

有筒袜子

粗艾绒

QQ 线
（弹力丝）

红、黑两色
细油性笔

剪刀

做法

1. 剪下袜筒上端的松紧带。

2. 沿距袜子趾头部位约 1 厘米处，将袜子剪成两部分。并在袜头处剪一个小切口。

3. 扯两根约 30 厘米长的 QQ 线。

4. 将短边切口捏束起，用 QQ 线紧扎。

5. 捏出一撮如贡丸大小的艾绒。

6. 将棉花平摊，把艾绒放在上面，用棉花包起，大小刚好一掌可握。

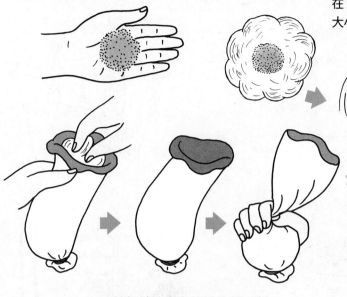

7. 将这一团棉花塞进袜子脚根处，再用另一根 QQ 线扎紧。此时，娃娃的造型就出来了。

8. 把袜头套在娃娃头部，当帽子。再把袜筒松紧带套在帽边上。

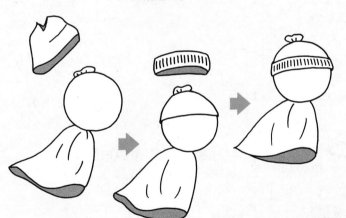

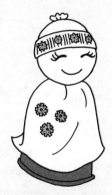

9. 最后，用红、黑两色细油性笔画上五官，即成。也可粘上亮片装饰。

10. 可挂：在头上束口处绑上线，即可吊挂。
可站：套进杯子里，娃娃就站起来了。

小提示

1. 因袜子有弹性，所以袜头处只需剪出小于 0.5 厘米的切口即可，否则洞会太大。

2. QQ 线通常用于车布边，因线有伸缩性，所以被称为 "QQ 线"。QQ 线的特性是：一扯就断；缠绕时，无须打结，只要绕到线完为止。对不会打结的特殊人群来说，其是很好用的束口工具。

3. 画脸时，可加上喜、怒、哀、乐的表情。

你见过艾草小精灵吗？

用艾绒做小精灵，制作过程充满触觉、嗅觉和视觉的刺激，对小孩和大人都适合，可以带来成就感和愉悦感。

艾草小精灵也可作为端午节香包。

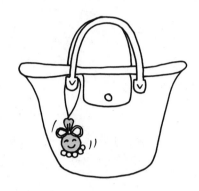

材料、工具

粗艾绒

填充棉花

剪刀

胶水

彩色糖果袜

毛球 8 个

毛绒条 2～3 根

做法

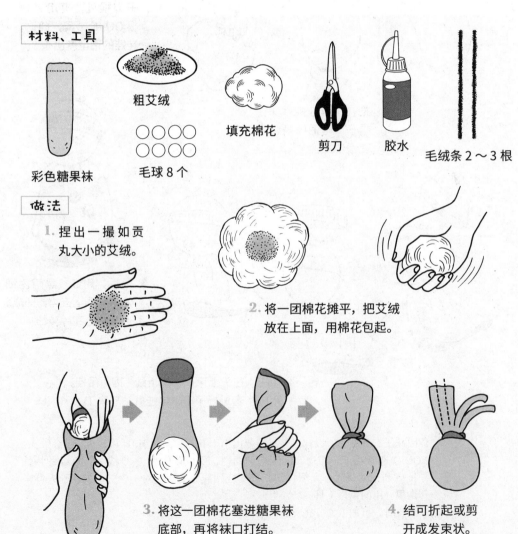

1. 捏出一撮如贡丸大小的艾绒。

2. 将一团棉花摊平，把艾绒放在上面，用棉花包起。

3. 将这一团棉花塞进糖果袜底部，再将袜口打结。

4. 结可折起或剪开成发束状。

5. 用毛绒条做出
表情和造型。

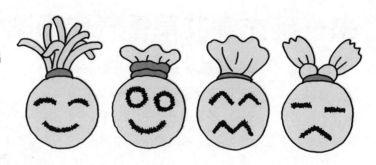

6. 用两根毛绒条做成蝴蝶结，装饰发束。

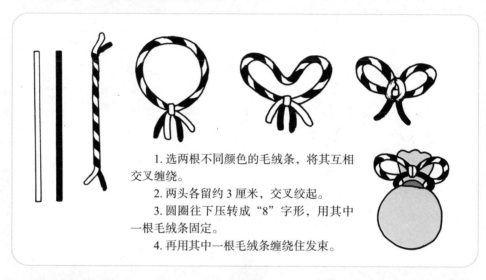

1. 选两根不同颜色的毛绒条，将其互相
交叉缠绕。
2. 两头各留约 3 厘米，交叉绞起。
3. 圆圈往下压转成 "8" 字形，用其中
一根毛绒条固定。
4. 再用其中一根毛绒条缠绕住发束。

7. 8 个毛球，用胶水在底部粘成一圈，
待胶干了，就完成了！

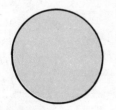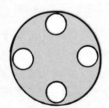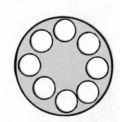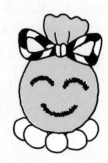

小提示

1. 没有脚跟又多彩的糖果袜，很适合
做这种小精灵。
2. 设计表情时，可加上喜、怒、哀、
乐的表情。

来一碗充满艾草香气的汤圆

冬至到了，就是搓汤圆、吃汤圆的时节到了。这时，将艾草汁搓进汤圆里，煮一碗艾草汤圆，不但可口，而且可暖身驱寒、预防感冒。制作过程中，更是充满视觉、触觉和味觉的刺激！

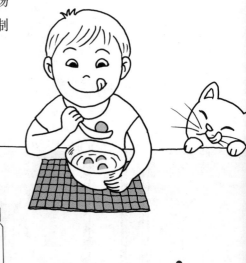

材料、工具

新鲜艾草

糯米粉

冷水 1 壶

蜂蜜

大盘子

钢盆或碗

煤气灶

汤锅

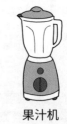

果汁机

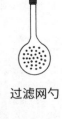

过滤网勺

做法

1. 清洗艾叶。

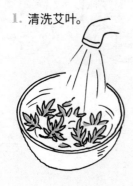

2. 将一把艾叶放入果汁机中，加冷水约 300 毫升，打成艾草汁。（艾叶愈多，颜色愈深，但味道会稍带苦味）

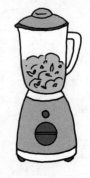

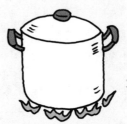

3. 开始烧一锅开水，准备着。

4. 把 2/3 包糯米粉倒入钢盆或碗中，中间挖个洞，缓缓倒入些许艾草汁。

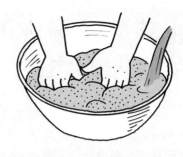

5. 用手压揉，太干则添加艾草汁，太湿则加入糯米粉，直到揉成光滑不黏手的糯米团。

6. 将糯米团分成数团，搓成长条，再分成小糯米团。

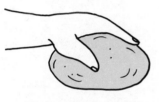

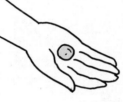

7. 将小糯米团放于手掌搓圆，再将其放入大盘中。大盘宜先撒上糯米粉，防止粘连。

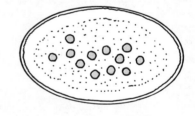

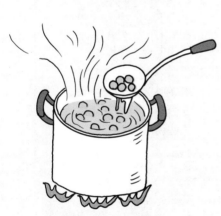

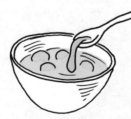

9. 淋上蜂蜜，好吃的艾草汤圆就完成了!

8. 全部搓好后，将其放入开水中，煮到汤圆浮起，即可用过滤网勺捞起。

10. 如果想要吃咸汤圆，可先煮锅什锦菜汤，再加入煮好的艾草汤圆。

小提示

有吞咽问题的人不适合吃。

让艾草温暖你的身体，畅通你的气血

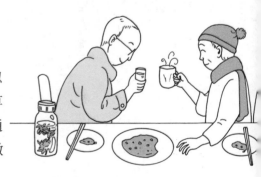

艾草早在《本草纲目》中即有记载："艾以叶入药，性温、味苦、无毒、纯阳之性。"艾草可以帮助气血循环，在你感到疲惫时，可以通过泡杯艾草茶、煎个艾草蛋、浸艾草酒等来做做"食疗"，让艾草温暖你的身体。

艾草茶

材料、工具

新鲜艾草

冰糖（或蜂蜜）

杯子

做法

1. 将剪下的艾叶放入杯内。一杯约 5～10 片，可依身体疲惫状况来决定。太多则有苦味。

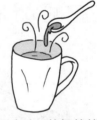

2. 用开水冲，将杯盖盖上，等约 5 分钟后再喝。如果太苦，可加些冰糖或蜂蜜。

艾草蛋

材料、工具

新鲜艾草

盐

初榨橄榄油

切菜板

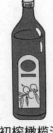
菜刀

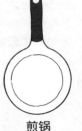
煎锅

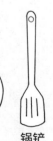
锅铲

鸡蛋

做法

1. 取新鲜嫩艾叶，洗干净，切碎，放进碗中。

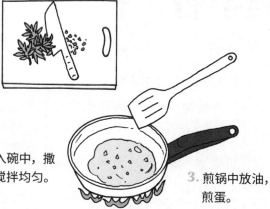

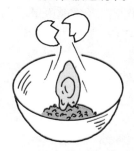

2. 将鸡蛋打入碗中，撒一些盐，搅拌均匀。

3. 煎锅中放油，煎蛋。

艾草酒

材料、工具

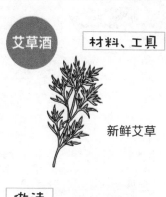

新鲜艾草

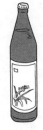

600 毫升米酒 1 瓶

冰糖

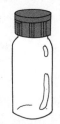

有盖玻璃瓶

做法

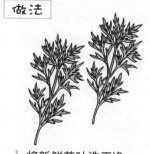

1. 将新鲜艾叶洗干净，晾干。

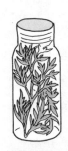

2. 将艾叶放进玻璃瓶内。

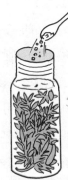

3. 倒入米酒，没过艾叶。加些冰糖，会比较可口。

小提示

1. 艾草是多年生植物，几乎全年生长，只有寒冬时，才会稍稍休息，停止生长，因此艾草几乎全年可食用。

2. 怕冷的人，睡前饮一小杯艾草茶或艾草酒，可帮助入眠。

到手香

消炎、消肿、止痒高手

台湾人喜欢在自家阳台和走廊上栽种一些植物，除了美丽的观赏植物外，最常见的就属保健植物了。在保健植物中，又属到手香最为常见。常常听人说："啊，这个我家也种的！""小时候常常看到。""好熟悉的味道哦！"

到手香又叫"左手香"，是能够唤起记忆的植物之一。

在西医尚未发达的年代，到手香算是居家常备良药！不管是过敏性皮肤痒、喉咙痛、牙痛，还是外伤等，都可找它帮忙。到手香是消炎、消肿、止痒高手！

为什么到手香又叫"左"手香呢？明明用右手摸也会香呀？可能是因为"到手香"经闽南语一念，再译成普通话，就变成了"左手香"。现在大家也就都习惯这么称呼它了。

到手香具有浓郁的香气（嗅觉），翠绿的颜色（视觉），密布的绒毛（触觉），呛辣的味道（味觉），加上强韧的生命力，是刺激感官的绝佳代言植物。

认识到手香

看 全株鲜绿。常在春秋季开紫色小花，仔细看花形，竟觉得像一只小鸟。锯齿状叶缘，有清晰的叶脉，是叶拓的好材料。

触 全株密布绒毛，叶片肥厚多汁，茎呈方形。叶片挤出来的汁液，内服可消炎，外用可消肿。

小提示

1. 到手香虽是多年生植物，但当茎木质化后，其叶片会越长越小，这时候建议重新扦插。
2. 有小叶、大叶和斑叶等不同品种的到手香。
3. 近年引进的许多园艺品种，因叶子多毛、有味道，常被混用。例如麝香木、毛喉鞘蕊花等。
4. 因多细毛，有些人会过敏。

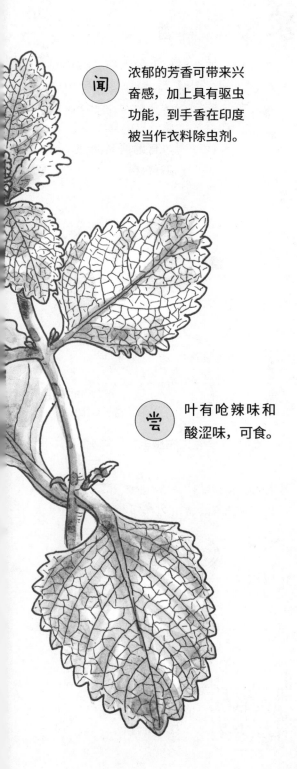

闻 浓郁的芳香可带来兴奋感，加上具有驱虫功能，到手香在印度被当作衣料除虫剂。

尝 叶有呛辣味和酸涩味，可食。

如何照顾?

多年生，扦插繁殖，存活率极高。全日或半日照，耐热不耐寒，耐旱不喜湿。

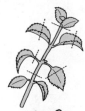

① 整枝到手香，先将顶芽摘除。

② 分段剪下两节以上约15厘米长的枝条。

③ 叶片只留两三片，剪掉1/3叶尖，减少水分蒸散。

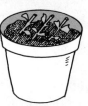

④ 将枝条斜插入土壤中，每盆约3枝。

⑤ 扦插完成后将水浇透。接下来，可把手指伸进土里，探测土的干湿程度，等土干透再浇。到手香不喜潮湿，无须浇太多水。

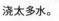
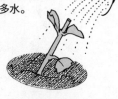

⑥ 将叶片直接插入土壤的"叶插法"，也可以试试看。

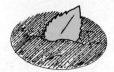

自制到手香咳嗽糖浆

　　喜欢干热天气的到手香，到了夏天，会长得快很多。这时，便是做"到手香咳嗽糖浆"最好的时候了。

　　经过加冰糖一起萃取出来的到手香汁液，加上溶化了的冰糖，你侬我侬地化成了糖浆。这种糖浆由于对咳嗽非常有效，便被称为"到手香咳嗽糖浆"。

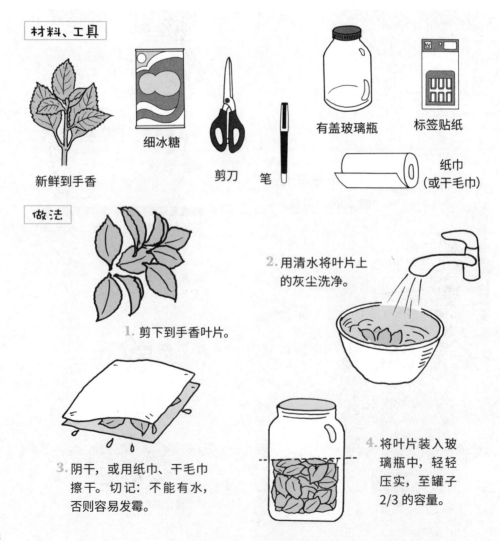

材料、工具

细冰糖

新鲜到手香

剪刀　笔

有盖玻璃瓶　标签贴纸

纸巾（或干毛巾）

做法

1. 剪下到手香叶片。

2. 用清水将叶片上的灰尘洗净。

3. 阴干，或用纸巾、干毛巾擦干。切记：不能有水，否则容易发霉。

4. 将叶片装入玻璃瓶中，轻轻压实，至罐子2/3的容量。

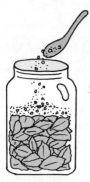

5. 倒入冰糖至瓶口为止。

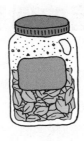

6. 盖好盖子。贴上标签纸并写上日期。

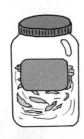

7. 放在阴凉处静置两三周后，便会看到到手香叶子变干扁，释出的汁液将冰糖溶解，成了咳嗽糖浆。

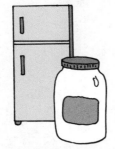

8. 做好的糖浆，可放在冰箱里冷藏。

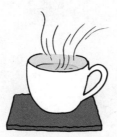

9. 要喝时，可倒在杯子里，用温水稀释服用。

小提示

1. 用温水稀释后服用，可舒缓因咳嗽造成的呼吸道发炎。

2. 因糖容易生痰，所以不适用于治疗有痰的咳嗽。

3. 制作期间产生发酵味是正常现象；若有异味或长出黑霉菌，则可能受到污染，请倒掉，勿食用。

玻璃瓶的清洁方式

可以把玻璃瓶收集起来，重复使用。但使用前需要先消毒。

1. 将玻璃瓶放入锅中，在锅中倒入冷水后再开火煮沸。如果直接将玻璃瓶放进沸水中，玻璃瓶容易破裂。

2. 煮约 10 分钟。拿起来前，将盖子烫一下。

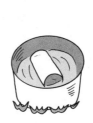
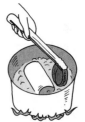

3. 用夹子将玻璃瓶和盖子夹起来。

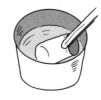

4. 放置在网架上自然晾干即可。

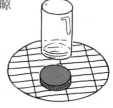

小孩子爱喝的到手香鲜果汁

从消炎功力来看，到手香真可说是保健植物中的翘楚！我们身体常用"痛"来传达发炎信息，例如牙痛、喉咙痛等。当还没严重到找医生前，其实可以试试到手香。到手香叶子气味浓烈，吃起来带呛辣味，很多小孩子不喜欢。但将它与水果一起打成汁，会产生特殊风味，连小孩子都会一杯一杯地喝下去！

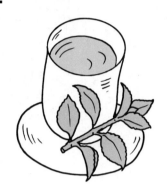

材料、工具

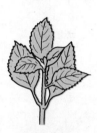

新鲜到手香

味道浓郁香甜的时令水果，如橙子、杧果、菠萝、百香果、阳桃、苹果、柠檬等

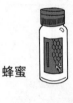

蜂蜜

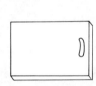

切菜板

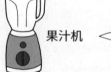

果汁机

水果刀

做法

1. 摘到手香新鲜叶片8～10片。

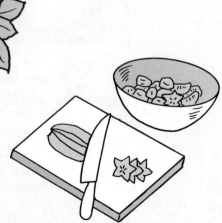

2. 水果洗净并处理：橙子切片剥皮，杧果削皮切丁，菠萝削皮切丁，百香果切开并挖出籽来，阳桃削边切片，苹果削皮切块，柠檬榨汁等。

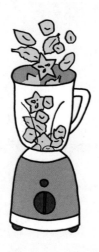

3. 将所有材料放入果汁机，
加适量的开水，打成果汁。

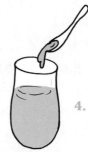

4. 如果太酸，
可加些蜂蜜。

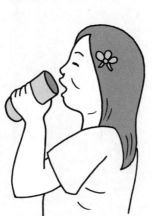

5. 趁新鲜尽快饮用！

还可这么吃

1. **到手香蘸天然盐吃：**
盐也有杀菌、消炎的功能，
两个一起吃，功效加倍。
2. **到手香沙拉：** 可将
到手香叶切碎，与沙拉酱
拌在一起，增加拌酱香味。

小提示

1. 有人对到手香的呛辣味不能接受，但到手香与味道浓郁的水果搭配，却有令人惊喜的特殊风味！

2. 可依个人口味增减到手香和水果的比例，亦可直接用橙汁来打。

3. 到手香性味寒凉，建议体质虚寒者酌量饮用，孕妇则避免食用。

4. 当感冒喉咙痛，需喝大量到手香时，建议喝三天停一天，并随时注意身体的反应。

5. 喝了如果有拉肚子反应，表示量已超出身体的负荷，这时要赶快停止。

6. 园艺品种的到手香，建议不要食用。

7. 对小孩子来说，果汁机可以带来惊喜的感官刺激。

红肿发炎？
用到手香做驱虫液

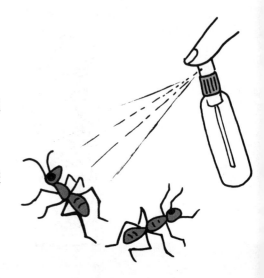

夏天长得又茂又密的到手香，除了可以拿来吃、用于消炎外，还可以拿来做驱虫液！针对蚂蚁就特别有效！

只要把到手香驱虫液喷在蚂蚁通过或聚集的地方，蚂蚁就不会再来喽！

材料、工具

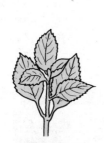
新鲜到手香

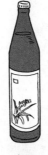
米酒

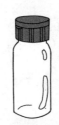
有盖玻璃瓶

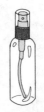
喷瓶

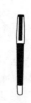
笔

标签贴纸

做法

1. 将叶片剪下。

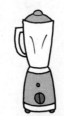

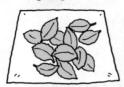

2. 分两堆：完好的叶子留起来做"咳嗽糖浆"或打果汁（见 P18 或 P20）；而破损的叶子，则拿来做驱虫液。

3. 将破损的叶子放入玻璃瓶中，塞八分满。

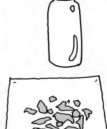

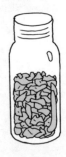

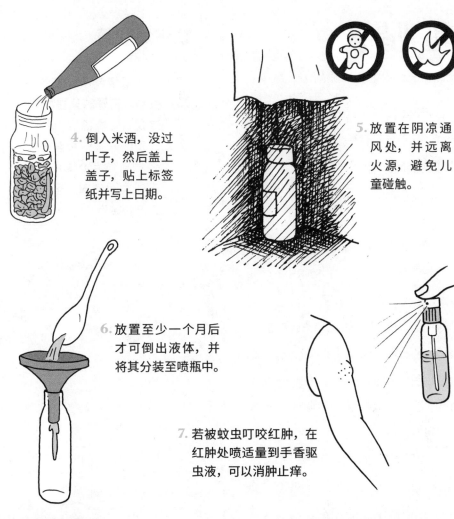

4. 倒入米酒，没过叶子，然后盖上盖子，贴上标签纸并写上日期。

5. 放置在阴凉通风处，并远离火源，避免儿童碰触。

6. 放置至少一个月后才可倒出液体，并将其分装至喷瓶中。

7. 若被蚊虫叮咬红肿，在红肿处喷适量到手香驱虫液，可以消肿止痒。

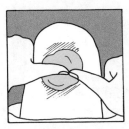

8. 放置一年左右的，还可拿来当推拿药水。

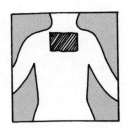

9. 也可做成到手香敷布来贴，可以消肿。

小提示

　　1. 到手香驱虫液具有刺激性，使用时请先在手上测试一下，避开眼睛和伤口。
　　2. 皮肤过敏起疹初期，也可使用。

鱼腥草

气味令人难忘的天然抗生素

看这名字，就知道意思了。鱼腥草就是带着鱼腥味的草，闽南语就直接叫它"臭臊草"。

说实话，一开始就能接受这鱼腥味的人还真少见。

但如果你被它的味道吓跑，那绝对是你的损失。在 SARS（严重急性呼吸综合征）流行时，它可是爆红且严重缺货的保健植物之一。因为它不但可以作用于呼吸系统，而且是天然的抗生素。在老一辈人的记忆里，鱼腥草是治咳嗽、感冒的天然良药。

中国人很早就会使用鱼腥草了。在汉代的《名医别录》中就有"蕺菜，味辛微温"的记载。清朝《植物名实图考》描述它"开花如海棠，色白，中有长绿心突出"。这蕺菜就是鱼腥草。而日本人称之为"十药"，意思就是有十种以上功能的植物，当它是国宝级的保健植物。而在中国的广东、四川一带和东南亚国家，鱼腥草无论是叶还是嫩根茎都是日常食材，或煮或煎或腌渍，都是绝佳的食疗材料。

认识鱼腥草

闻 用手揉搓叶子会产生强烈、特殊的鱼腥味，这是"癸酰乙醛"所散发的味道，癸酰乙醛具有抗菌的功能。头一次闻到时，可能会无法接受。

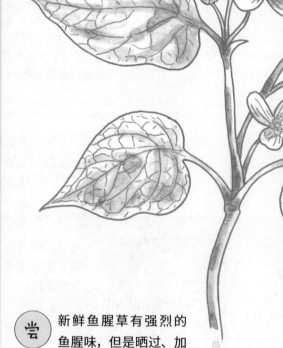

苞片

尝 新鲜鱼腥草有强烈的鱼腥味，但是晒过、加热煮过后，味道会跑掉七成。因此鱼腥草常被用来炒蛋、煮鸡汤。用鱼腥草做的一道道鲜美可口的养生料理，是东南亚国家常见的食物。

看

叶: 绿色，呈心形。

花: 夏天枝顶会开白色小花。其实那白色部位并不是花瓣，而是苞片。真正的花很小很小，没有花瓣和萼片，上百朵聚长在短短的花轴上，常被误以为是花蕊。

地下茎: 柔软洁白呈 L 形，伏地生长。

根: 地下茎上的细丝才是根哦!

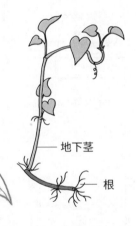

— 地下茎

— 根

触 叶子表面有薄革质。

小提示

感冒鼻塞时，可将鱼腥草的叶子卷成鼻孔大小，塞进鼻孔内，让其进行杀菌工作，有时鼻子就通了。

如何照顾?

鱼腥草生命力极强，喜欢长在沟边、林下温暖潮湿的环境中。种子发芽率不高，通常直接用其根茎来栽种。

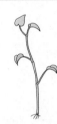

❶ 取带根的鱼腥草。

❷ 取塑料瓶（容量600毫升），拿掉盖子。

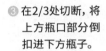

❸ 在2/3处切断，将上方瓶口部分倒扣进下方瓶子。

❹ 用电线胶带包住切口，以防切口割手。

❺ 将鱼腥草根插入瓶口后，加水。

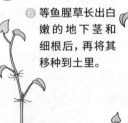
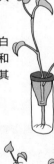

❻ 等鱼腥草长出白嫩的地下茎和细根后，再将其移种到土里。

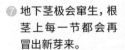

❼ 地下茎极会窜生，根茎上每一节都会再冒出新芽来。

❽ 也可直接土植：选白色而粗壮的根茎，将其剪成10~12厘米的小段，每段带两个芽，株距20厘米，覆土3~4厘米，轻压后浇水，一个星期后可长出新芽。

鱼腥草入菜，健康又养生

　　生命力强，具有杀菌、护肤、固肺等功能的鱼腥草，可以入菜，也可用作食疗。鱼腥草不管是生吃、还是凉拌，都是夏天的清凉食品。但天气转凉后，就要改成热食了。用鱼腥草煮杯热茶，熬锅鸡汤，或炒盘蛋，都是日常生活里上好的养生食品。

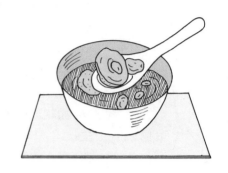

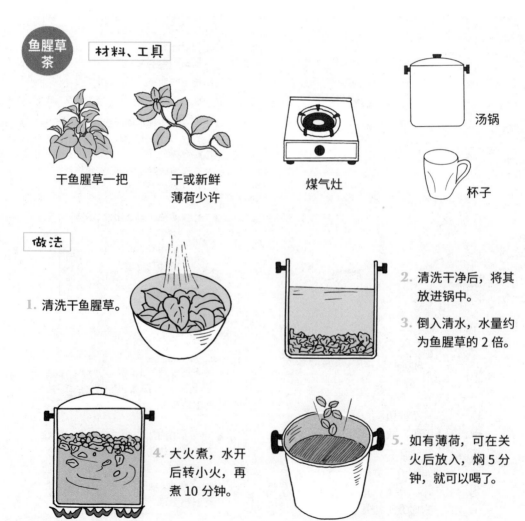

鱼腥草茶

材料、工具

干鱼腥草一把

干或新鲜薄荷少许

煤气灶

汤锅

杯子

做法

1. 清洗干鱼腥草。

2. 清洗干净后，将其放进锅中。

3. 倒入清水，水量约为鱼腥草的 2 倍。

4. 大火煮，水开后转小火，再煮 10 分钟。

5. 如有薄荷，可在关火后放入，焖 5 分钟，就可以喝了。

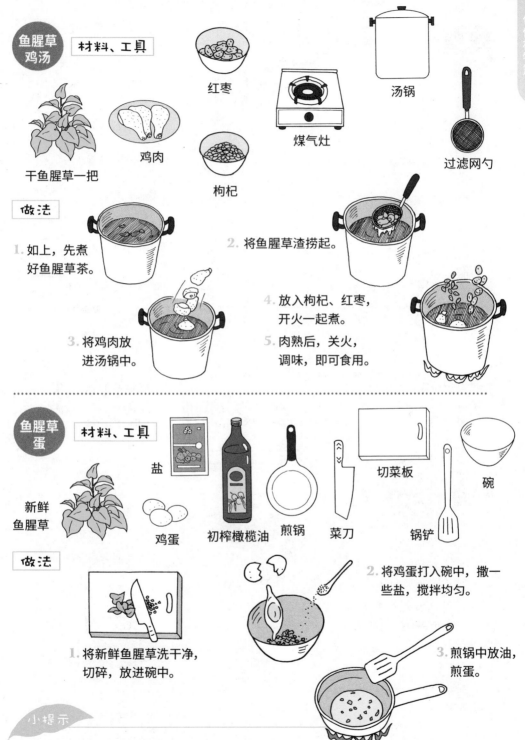

鱼腥草鸡汤

材料、工具

红枣

鸡肉

汤锅

煤气灶

枸杞

过滤网勺

干鱼腥草一把

做法

1. 如上，先煮好鱼腥草茶。

2. 将鱼腥草渣捞起。

3. 将鸡肉放进汤锅中。

4. 放入枸杞、红枣，开火一起煮。

5. 肉熟后，关火，调味，即可食用。

鱼腥草蛋

材料、工具

盐

新鲜鱼腥草

鸡蛋

初榨橄榄油

煎锅

菜刀

切菜板

锅铲

碗

做法

1. 将新鲜鱼腥草洗干净，切碎，放进碗中。

2. 将鸡蛋打入碗中，撒一些盐，搅拌均匀。

3. 煎锅中放油，煎蛋。

小提示

对鱼腥草味道敏感的人，可先焯水再炒。

鱼腥草精力汤

材料、工具

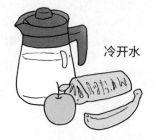

冷开水

削皮菠萝 1/4 个

新鲜鱼腥草 30 克　　苹果 1 个　　香蕉 1 根

 果汁机

切菜板

水果刀

做法

1. 取新鲜鱼腥草洗净。

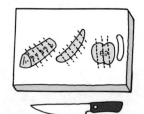

2. 取苹果 1 个、削皮菠萝 1/4 个、香蕉 1 根，切小块。

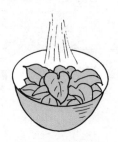

3. 将鱼腥草与三种水果放入果汁机内，用冷开水没过所有材料，打成果汁，即可饮用。

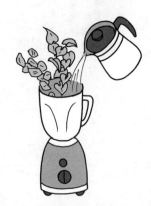

小提示

1. 蔬果摄入量少或长期精神不佳、火气大的人，可以试试！
2. 精力汤不宜天天饮用，尿毒症、肾功能不全患者请勿饮用。

来盘鱼腥草沙拉尝鲜吧

春天来了，靠地底根茎过冬的鱼腥草蠢蠢欲动，纷纷冒出嫩芽来。春季到夏季是鱼腥草盛产的季节，也是用鱼腥草进行"食疗"的最好时节。

在春天采集鱼腥草的嫩叶嫩茎，在味道还不是很浓时，先来炒一盘"沙拉"尝鲜吧。

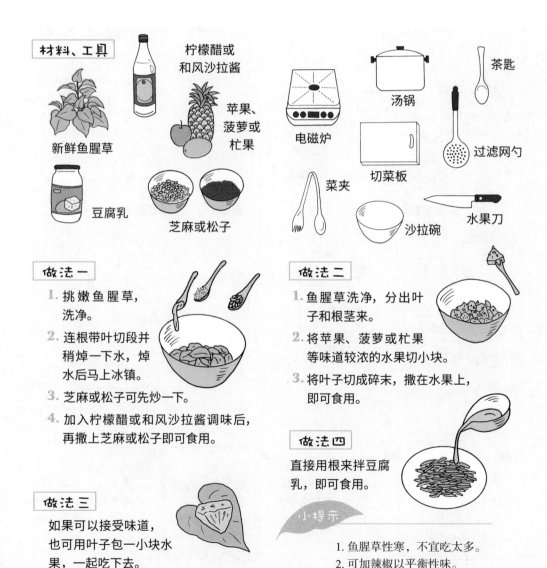

材料、工具

新鲜鱼腥草

柠檬醋或和风沙拉酱

苹果、菠萝或杧果

豆腐乳

芝麻或松子

电磁炉

汤锅

切菜板

菜夹

沙拉碗

茶匙

过滤网勺

水果刀

做法一

1. 挑嫩鱼腥草，洗净。
2. 连根带叶切段并稍焯一下水，焯水后马上冰镇。
3. 芝麻或松子可先炒一下。
4. 加入柠檬醋或和风沙拉酱调味后，再撒上芝麻或松子即可食用。

做法三

如果可以接受味道，也可用叶子包一小块水果，一起吃下去。

做法二

1. 鱼腥草洗净，分出叶子和根茎来。
2. 将苹果、菠萝或杧果等味道较浓的水果切小块。
3. 将叶子切成碎末，撒在水果上，即可食用。

做法四

直接用根来拌豆腐乳，即可食用。

小提示

1. 鱼腥草性寒，不宜吃太多。
2. 可加辣椒以平衡性味。

你听说过鱼腥草面膜吗？

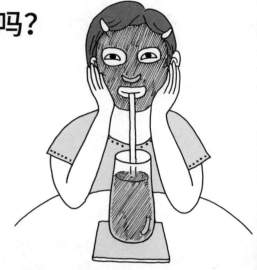

跟身体无恙的青少年讲鱼腥草的养生功能，是不会引起共鸣的。可是一提起鱼腥草的美白功能，他们的眼睛马上就亮起来了。

运用鱼腥草杀菌、护肤的功能，偶尔体验一下用鱼腥草面膜敷脸，可以让人"容光焕发"。

材料、工具

干鱼腥草 200 克

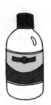

甘油

粗盐

压缩面膜

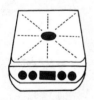

电磁炉或瓦斯炉

汤锅

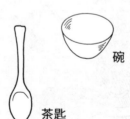

茶匙

碗

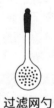

过滤网勺

做法

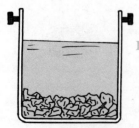

1. 将 200 克干鱼腥草放入汤锅中，加 2 倍的水。

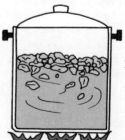

2. 开大火，水烧开后，再用小火煮 10 分钟。

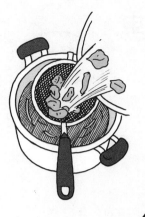
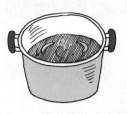
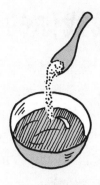

3. 关火后，先将渣滤出来，盛一小碗来做面膜，其他拿来喝。

4. 加粗盐半茶匙。盐溶解后，放凉。

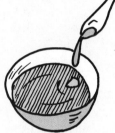

5. 加入一茶匙甘油，甘油可保湿，也可以橄榄油代替。

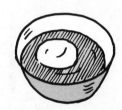

6. 将压缩面膜放入草汁中，看着面膜整个胀起来。

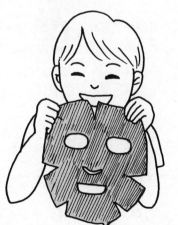

7. 将面膜敷在脸上，敷约 20 分钟即可。

小提示

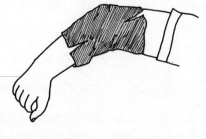

1. 干鱼腥草可在菜市场或药店购买。

2. 皮肤易过敏的人为慎重起见，使用前在手肘内侧先做皮肤测试。

3. 若家中有荨麻疹或异位性皮炎患者，不妨试试鱼腥草药浴，它有镇定和修复脆弱皮肤的作用！

找找你的鱼腥草之心在哪里

鱼腥草叶子的形状就像一颗心，运用它的造型，可以举办一场找心活动。这一活动适合在人数多而且人数为偶数的时候来举办。

每人先拿半颗心，用鱼腥草拓印出三颗心来，以这三颗心为核心，用线条展开做一幅缠绕画。在心的带动下，每个人用线条画出不同的图案。这个过程就像一场"静心之旅"。

然后去找出另一半心，合并起来，往往会出现令人惊艳的契合……

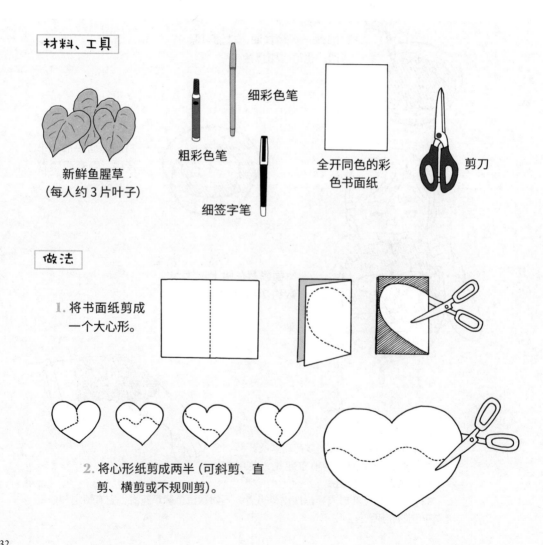

材料、工具

细彩色笔

粗彩色笔

细签字笔

新鲜鱼腥草
（每人约 3 片叶子）

全开同色的彩
色书面纸

剪刀

做法

1. 将书面纸剪成
   一个大心形。

2. 将心形纸剪成两半（可斜剪、直
   剪、横剪或不规则剪）。

3. 请每位学员拿半张剪好的心形纸。

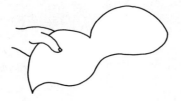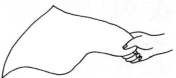

4. 在这半张心形纸上，先用粗彩色笔拓印3片鱼腥草，再用细彩色笔框出叶形。

5. 以这3片拓印的鱼腥草叶形为核心，通过联想画出一幅缠绕画。

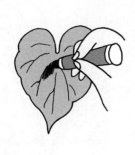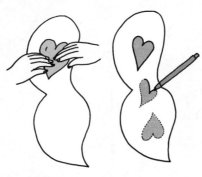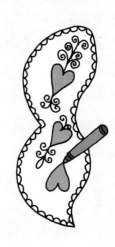

6. 画好后，去寻找另一半"心上人"，组合成一个心。

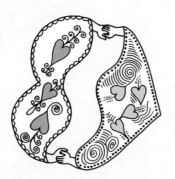

7. 两人分享心得并共同为画命名。

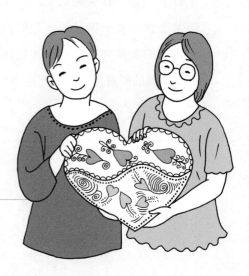

 小提示

1. 人数要多而且为偶数。
2. 可以先练习简单的缠绕画后再进行。
3. 书面纸必须是同一颜色。

姜黄

咖喱材料、黄色染料和养身食材

在印度，姜黄是咖喱的主要材料；而在中医里，姜黄则因清热活血等功效而被称为"百草之英"。近几年，科学家发现印度的失智老人人口相对较少，便好奇地去深入探究其原因，发现原来是印度人大量吃姜黄，而姜黄所含的姜黄素，不仅可预防失智症，还可帮助心血管畅通等。这些好处，让姜黄成为搭建人和植物沟通的幸福桥梁。

姜黄除了可作为食材，还是最佳的黄色天然染料之一。

姜黄很好种，可以在家里阳台上种上一盆。日常生活里，泡一杯姜黄蜜饮，煮个姜黄饭，让保健效果优异的姜黄来照顾你，让担忧的心如姜黄的鲜黄颜色般明亮起来。

认识姜黄

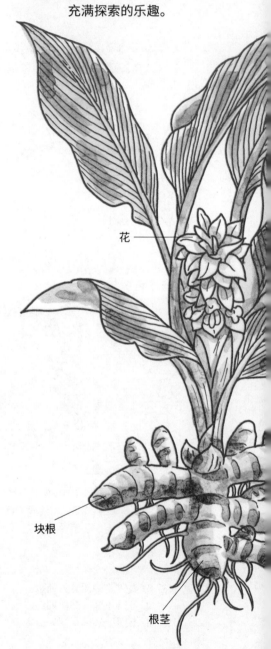

触 触摸厚实、饱满、多枝节的块根茎，充满探索的乐趣。

花

块根

根茎

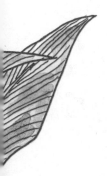

| 闻 | 地下块茎，带有深层泥土味的香气，不具有一般姜的辛辣味。 |

| 听 | 折断时，有脆裂声。 |

| 尝 | 块根茎略带苦味、些微辛味和土味，层次丰富、厚实。 |

| 看 | **全株：** 高可达 1 米。
叶片： 宽大，叶脉呈平行脉。
块根茎： 联结茎基部，粗壮的部分是根茎。再由此长出块根来，样子像极了一只螃蟹。切面呈暗黄色。富含姜黄素，也是主要食用及作为染料的部位。
花： 夏秋季，在叶子下方开出淡雅清香、白中透红的花朵。 |

如何照顾？

姜黄为多年生草本植物，喜欢全日或半日照，适应力强。多由块根繁殖。春天栽种，夏秋季开花，冬天叶子会枯，这时就可以采收了。

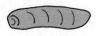

① 取其一截有节块根。

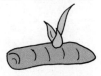

② 可先不用将它埋进土里，在室温下等它发芽。

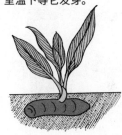

③ 待芽长至约15厘米高时，再将其种到土里。

④ 土壤需排水性佳。

⑤ 种在盆器里，约5天浇一次水；种在土地里，则几乎不必照顾。

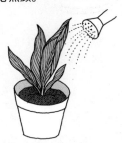

可以治病的姜黄养生餐

印度是咖喱王国，而姜黄就是咖喱的主要材料。吃姜黄对印度人来说是很重要的食疗。此外，他们还会将姜黄粉加上蜂蜜，调制酱料，这便是印度传统医学体系中阿育吠陀治疗咳嗽的配方。因吃到最后，得用舌头舔干净，又被称为"姜黄舔药"。

中医里，姜黄性温，是清热活血的药材，因好处很多，被称为"百草之英"。在东南亚国家，姜黄则是妇女坐月子一定要吃的食材。

就选个姜黄，一边做姜黄染料，一边来做个养生餐吧。调一小盘姜黄蜜酱，涂在饼干或吐司上；再泡杯姜黄牛奶或姜黄蜜饮；或可熬个姜黄鸡汤，暖暖身体，活络气血。

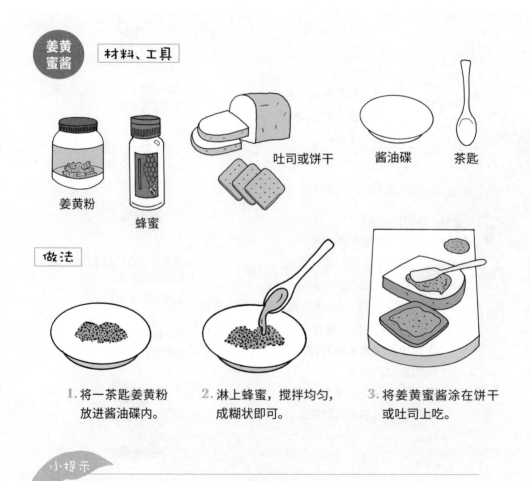

姜黄蜜酱 **材料、工具**

吐司或饼干　　酱油碟　　茶匙

姜黄粉　　蜂蜜

做法

1. 将一茶匙姜黄粉放进酱油碟内。

2. 淋上蜂蜜，搅拌均匀，成糊状即可。

3. 将姜黄蜜酱涂在饼干或吐司上吃。

小提示

不敢吃姜黄的小朋友，不妨试试这种方式。

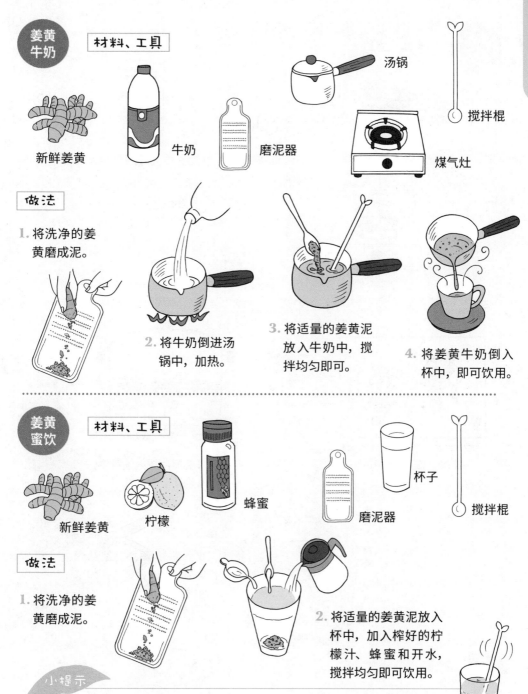

姜黄牛奶

材料、工具

新鲜姜黄　牛奶　磨泥器　汤锅　煤气灶　搅拌棍

做法

1. 将洗净的姜黄磨成泥。

2. 将牛奶倒进汤锅中，加热。

3. 将适量的姜黄泥放入牛奶中，搅拌均匀即可。

4. 将姜黄牛奶倒入杯中，即可饮用。

姜黄蜜饮

材料、工具

新鲜姜黄　柠檬　蜂蜜　磨泥器　杯子　搅拌棍

做法

1. 将洗净的姜黄磨成泥。

2. 将适量的姜黄泥放入杯中，加入榨好的柠檬汁、蜂蜜和开水，搅拌均匀即可饮用。

小提示

1. 可用姜黄粉代替姜黄泥。
2. 也可用金橘汁替代柠檬汁。
3. 医学研究证实加入黑胡椒可增加姜黄素的吸收率，味道也很不错哦！

姜黄鸡汤

材料、工具

新鲜姜黄

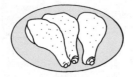
鸡块

盐

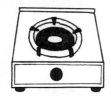
煤气灶

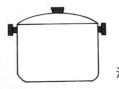
汤锅

做法

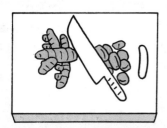

1. 将洗净的姜黄切片。

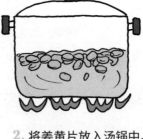

2. 将姜黄片放入汤锅中，先熬煮半个小时。

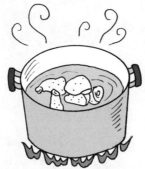

3. 放入鸡块煮熟，用盐调味，捞出姜黄片，即可喝汤了。

小提示

1. 姜黄带些苦味，不要放太多。
2. 可放香菇、枸杞等调味。
3. 切姜黄时要小心，不要染到衣服。
4. 新鲜姜黄用姜黄粉代替。

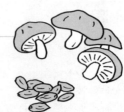

用姜黄染出一条方巾

姜黄是非常好的天然黄色染料！每回染出来的方巾，都可以赢得满堂赞赏。染出来的方巾，包进安神的艾草，还可加工成平安姜黄艾草枕。

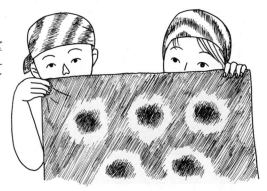

材料、工具

新鲜姜黄 1500 克
（约可染 20 条方巾）

裁好尺寸的
去浆胚布

小石头或弹珠

橡皮筋
（每人约 10 条）

切菜板

有盖大汤锅
（容量 15～20 升）

水果刀

水桶

电磁炉或煤气灶

做法

1. 先加半锅水。将姜黄洗净、切片，放入汤锅中煮约半个小时。

2. 煮的同时进行绑扎：将小石头或弹珠包在布里，用橡皮筋扎紧，重复此步骤。

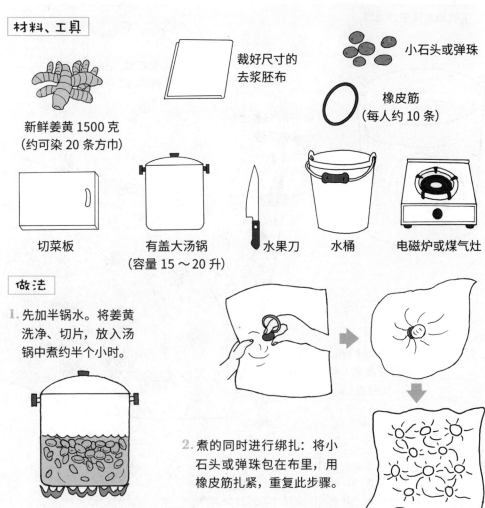

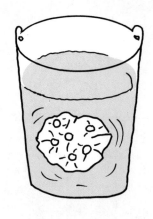

3. 水桶装水，将扎好的布放进水桶中，浸湿。

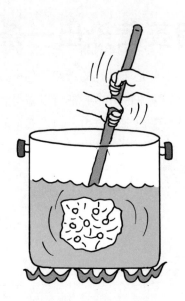

4. 将湿布放入煮好的染汁中，再煮约 30 分钟后关火。

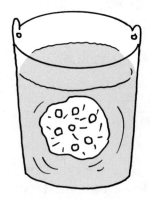

5. 将染好的布拿出放进水桶中降温。

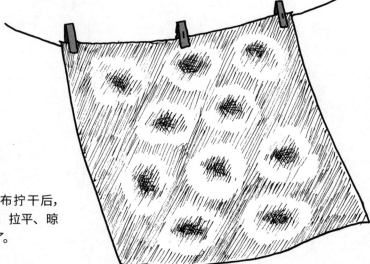

6. 取出染好的布拧干后，拆掉橡皮筋、拉平、晾干，就完成了。

小提示

1. 姜黄在冬春采收季时，色素最足。
2. 在色素不足的夏秋季，可加入姜黄粉助染。
3. 如要做枕头，胚布长、宽尺寸均约为 35 厘米。

简单扎绑方法： 除了用小石头或弹珠外，还可用免洗筷和棒冰棍。

1. 免洗筷法： 用布包住免洗筷，再用橡皮筋分段扎起来。

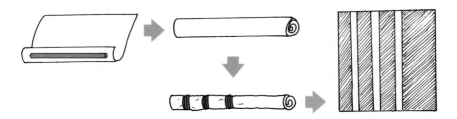

2. 棒冰棍法： 先用扇子折法折出方块，再用棒冰棍夹住，两头扎上橡皮筋。可正扎，也可夹角斜扎。

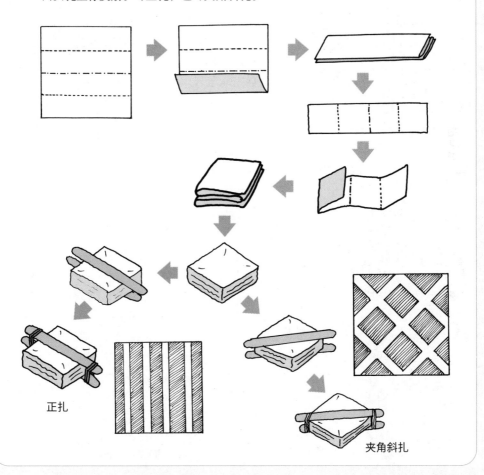

正扎

夹角斜扎

安神助眠的
姜黄染料糖果枕

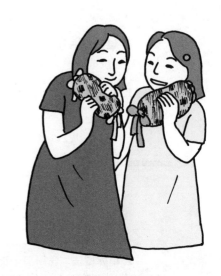

　　染好的姜黄方巾，塞进具有安神功能的艾草，两头扎起来，就像一个小小的安神助眠姜黄艾草枕。如果睡不安稳，可将其放在枕头旁，便可在艾草的香味中，沉沉入睡；中午还可当成午睡枕。

材料、工具

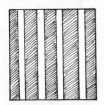

染好的姜黄方巾

粗艾绒

填充棉花

缎带 2 条
（约 60 厘米）

橡皮筋 2 条

剪刀

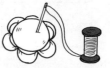

针线

做法

1. 染巾反面对折。

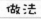

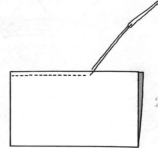

2. 用平针缝长边。

3. 翻折过来后，用橡皮筋扎住一头。

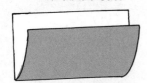

4. 先挑出粗艾绒中的梗，免得睡时被刺到。

5. 将一大团填充棉花平摊在桌面上。

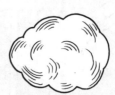

6. 将粗艾绒挤成一团，放在棉花上，包起来。

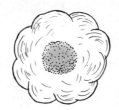

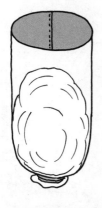
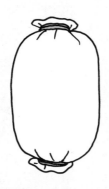

7. 将包有粗艾绒的填充棉花塞进缝好的染巾中。调整好棉花位置及大小后，再用橡皮筋将另一头扎起来。

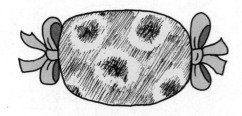

8. 两头用缎带打个蝴蝶结，即成像一颗糖果般的小枕头。

小提示

1. 老人家可用易穿线的盲针。
2. 手脚利落的年轻人，可全部手缝。

制作普通姜黄染料枕

1. 染巾反面对折。

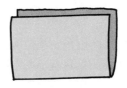

2. 先缝呈 L 形的两边，形成一个长形袋子。

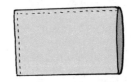

3. 翻折过来，塞进包有粗艾绒的填充棉花。

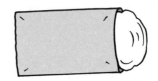

4. 缝上最后的开口：可先将开口布往内折约 1 厘米，再用平针或回针缝。

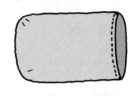

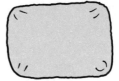

紫苏

芳香健胃的色彩魔术师

"各位，今天要来变魔术哦！"

紫苏这位色、香、味俱全的植物魔术师，总是带给人无限的惊喜和风味！

先煮一壶紫苏茶，再将柠檬汁倒入暗紫色的紫苏茶中，在观众的注视和惊呼中，紫苏茶转眼间变成好看又好喝的粉红色健康饮料。

紫苏也是中药材，常用在感冒咳嗽时的发汗祛寒上。而在日本料理生鱼片的盘碟上，常会看到放有一片紫苏叶，那就是用来杀菌和解毒的。

从清明开始到秋末，是产紫苏的时间，用紫苏来腌梅子、姜或萝卜，都是美味佳肴。面对南方夏日潮湿多变的气候，具有健胃通肠、祛寒发汗、杀菌功效的紫苏，是夏日最佳保健植物。

认识紫苏

 叶面凹凸有触感，带绒毛。茎为唇形科特有的方茎。

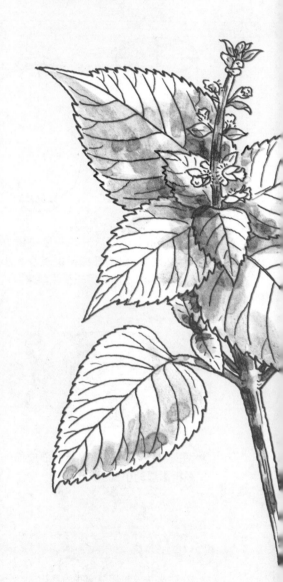

看
叶：紫红中带绿，形态美丽，叶缘有锯齿，叶脉清晰。

花：夏秋季，开出成串的紫红色小花，非常可爱。秋冬季，花结有细小种子，成熟后散落。冬天整株枯死，等待春天重新发芽。

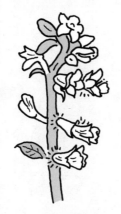

闻 紫苏具有特有的芳香气味，让人放松与镇定。

尝 特殊的香气能增添食物风味，更有杀菌、健胃功效。

如何照顾？

紫苏虽只有一年生，但一棵紫苏可结千百颗种子。它的生命力强，适应力好，对土壤要求不高。种子发芽率极高，因此紫苏多用种子播种。

春天是紫苏生命的开始，夏季是生长旺季，秋季开花结子，冬天结束一生。其种子散播之处，下个春季会重生出紫苏，生命的四季循环非常明显。紫苏需全日照，叶子才会呈现漂亮的紫红色。

紫苏和绿紫苏

依叶子颜色分为紫苏和绿紫苏。一般中药材使用的是紫苏，而食用多喜欢用纤维质含量少的绿紫苏。

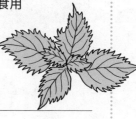

中药紫苏

紫苏被用来作为中药材，全身都是宝，干燥的叶片被称为"苏叶"，茎被称为"紫苏梗"，种子被称为"紫苏子"，都具有疗效。

食欲不振时，来杯紫苏柠檬茶吧

夏天是盛产紫苏的季节，最适合当众泡一壶紫苏柠檬茶与友人分享，因为它的变色总会博得满堂喝彩，让人惊艳。夏天，食欲不振时，就来一杯健胃通肠、消毒灭菌、颜色粉红的紫苏柠檬茶吧，它可帮助我们安度炎炎夏日。

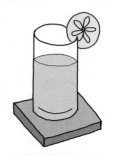

材料、工具

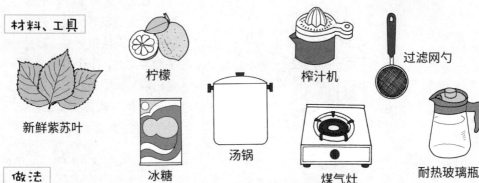

新鲜紫苏叶　柠檬　汤锅　榨汁机　过滤网勺　冰糖　煤气灶　耐热玻璃瓶

做法

1. 柠檬榨汁待用。

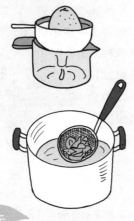

2. 摘下紫苏叶，将紫苏梗剪小段后洗净。

3. 水开后下紫苏叶、梗，搅拌，待紫苏叶由紫色变绿色后（约2分钟）捞起。

4. 趁热加入适量冰糖。

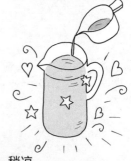

5. 盛装在玻璃瓶里，稍凉后加入榨好的柠檬汁。

6. 放入冰箱，冷却后饮用，口感更佳。

7. 也可将紫苏茶做成粉红冰棒。

小提示

1. 煮好的紫苏茶呈暗褐色，加入柠檬汁后，瞬间变成美丽的粉红色，充满视觉惊奇。

2. 紫苏只有一年生，春天发芽，夏天盛产，秋季开花，冬天结子后，整株干枯，种子落地，等待来年再发幼苗。

用紫苏做一道西班牙 TAPAS

TAPAS 是西班牙的小点心，是西班牙的重要饮食之一，通常是当下酒菜，其原意是"小盖子"。在紫苏盛产的夏季，用紫苏做个西班牙风味小点心 TAPAS，搭配上粉红色紫苏茶，这真是让人清爽又赏心悦目的食品搭档。

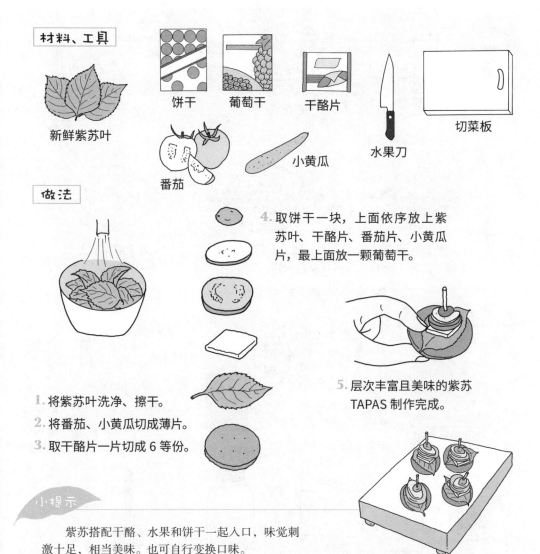

材料、工具

饼干　　葡萄干　　干酪片　　水果刀　　切菜板

新鲜紫苏叶　　番茄　　小黄瓜

做法

1. 将紫苏叶洗净、擦干。
2. 将番茄、小黄瓜切成薄片。
3. 取干酪片一片切成 6 等份。

4. 取饼干一块，上面依序放上紫苏叶、干酪片、番茄片、小黄瓜片，最上面放一颗葡萄干。

5. 层次丰富且美味的紫苏 TAPAS 制作完成。

小提示

紫苏搭配干酪、水果和饼干一起入口，味觉刺激十足，相当美味。也可自行变换口味。

三道开胃爽口的紫苏小菜

在炎炎夏日，人们往往食欲不振、胃口不开。这时，就可找夏日最旺的紫苏来开胃、健胃并消毒杀菌了。

无论是紫苏泡菜饭团、紫苏嫩姜，还是紫苏味噌拌豆腐等，都是夏日清凉爽口又养生的开胃食品。

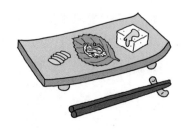

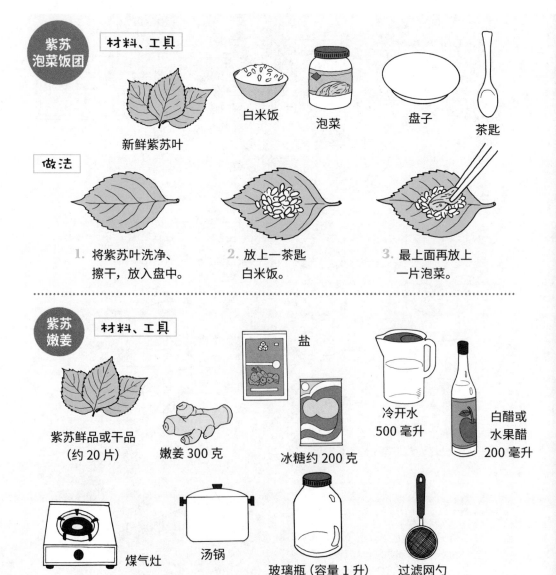

紫苏泡菜饭团

材料、工具

新鲜紫苏叶　白米饭　泡菜　盘子　茶匙

做法

1. 将紫苏叶洗净、擦干，放入盘中。
2. 放上一茶匙白米饭。
3. 最上面再放上一片泡菜。

紫苏嫩姜

材料、工具

紫苏鲜品或干品（约20片）　嫩姜300克　盐　冰糖约200克　冷开水500毫升　白醋或水果醋200毫升

煤气灶　汤锅　玻璃瓶（容量1升）　过滤网勺

做法

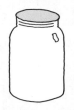

1. 玻璃瓶煮过后晾干，不能有水分。

2. 取一把紫苏叶，清洗后切细丝晾干。

3. 将嫩姜洗净后切片。

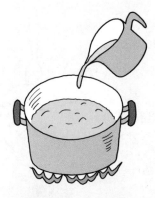

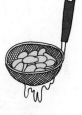

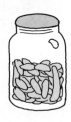

4. 放少许盐后揉搓姜片，静置 30 分钟，沥干水分后，将姜片装入玻璃瓶。

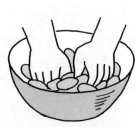

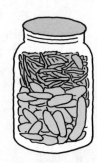

6. 将晾干的紫苏叶放入瓶中，待糖醋水冷却后倒入，放进冰箱。24 个小时后就能吃了。

5. 锅内加入水和冰糖，煮开后加醋，约 30 秒后立即关火。

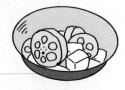

小提示

1. 姜通常在春天发芽，六个月大的姜被称为"嫩姜"；八个月大的姜被称为"粉姜"；到年底采出来的姜就是"老姜"了。

2. 春天多嫩姜，入夏后姜就有些老了，紫苏嫩姜最适合出现在春季里。

3. 还可腌莲藕和萝卜。

紫苏味噌拌豆腐

材料、工具

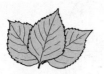
新鲜紫苏叶

味噌

豆腐

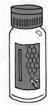
蜂蜜

茶匙

柠檬

榨汁机

果汁机

碗　　　　　盘子

做法

1. 将约 20 片紫苏叶洗净，沥干水分。

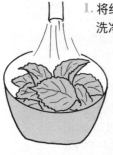

2. 将一大匙味噌、紫苏叶、1/2 颗柠檬榨汁和一小匙蜂蜜（可放少许水）放入果汁机中打匀。

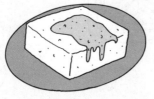

3. 将拌好的紫苏味噌酱放在豆腐上即完成。

小提示

1. 紫苏叶也可以用剪刀剪碎。
2. 请依自己喜好来调整口味。
3. 可仔细观察酱料的颜色变化。

超治愈的紫苏拓印玩法

紫苏叶叶脉十分清晰，非常适合拓印。再为这拓出来的叶子加上五官及喜、怒、哀、乐的表情，就成了心情最佳写照的"紫苏人"！

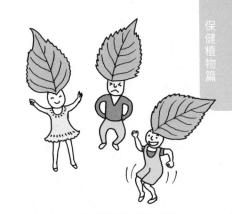

材料、工具

新鲜紫苏叶

A4 纸

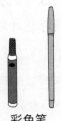
彩色笔

签字笔

做法

1. 挑选叶子。

2. 在叶脉清晰的叶背，用彩色笔涂上颜色。

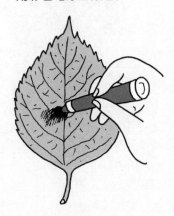

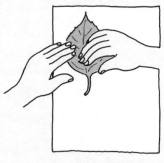

3. 将上好色的叶子盖在 A4 纸上。

4. 为四片叶子拓印，赋予喜、怒、哀、乐的表情。

5. 并在拓印旁写下文字，说明为什么。

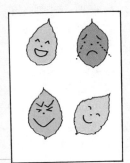

小提示

1. 先认识五官，再赋予表情。

2. 写下喜、怒、哀、乐的原因，就会听到内心很多真实的声音。对不善表达的人群来说，这是一个让人了解他们内心的渠道。

芦荟

美丽的绿色火焰

　　属于多肉植物的芦荟，肥厚的叶片向四面展开，一层层叠起，就像一簇燃烧的绿色火焰。它抽出的花穗，有红色的、有黄色的，十分特别，因此它常被当成庭院观赏植物。而它强大的空气净化功能，更使它成为最佳的室内植物之一。

　　芦荟果皮可用来修复受伤的皮肤，例如烫伤和晒伤；肥厚多汁的果肉，则是炎炎夏日最好的解热食材。而说到美容养颜，人们第一个想到的植物就是芦荟了。

　　炎炎夏日，正是享用芦荟的好时节，切一片叶片，将芦荟肉刮下来调制成清凉的芦荟蜜饮，而叶皮则做成保养皮肤的爽肤水。

　　肥厚、带刺、多黏液的芦荟，充满刺激感官的元素，让人身心舒畅！

认识芦荟

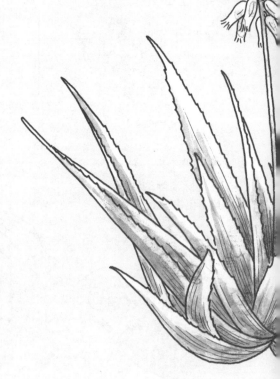

闻 叶子切开后有股植物特有的草腥味。

尝 园艺品种非常多，食用的芦荟最好在来源可靠的绿植店买。食用部位是去皮的果肉，味道平淡，有草腥味。

看 **叶:** 造型奇特，就像一簇绿色的熊熊火焰。切开后是透明的果肉，叶皮会分泌黄色的汁液，而那就是会让人拉肚子的大黄素。

花: 如果阳光充足，夏天会抽出花轴，开出红色或黄色的花来，非常美丽。

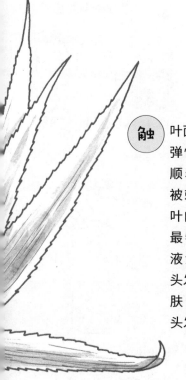

触 叶面平滑，肥厚有弹性，叶缘有刺，顺着刺摸并不会被刺伤。切开后，叶肉黏滑、清凉。最特别的是将黏液涂抹在肌肤或头发上不久后，肌肤会变得干爽，头发会变得顺滑。

小提示

叶皮有大黄素，会造成腹泻，不可食用！孕妇避免食用！

如何照顾?

芦荟喜欢生长在温暖、干燥、日光充足的地方。适合生长于排水性良好的疏松土质。最好的生长季节是夏季。

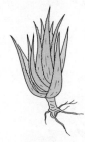

❶ 如果要食用，建议去绿植店买一大株芦荟回来。

❷ 将肥厚的叶子切下来食用。

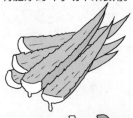

❸ 留下来的茎可直接种入土里。

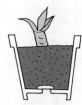

❹ 约两三周后，便会冒出新叶来。

❺ 长出叶的芦荟，一年后会从旁边长出新芽来。

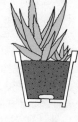

❻ 挖出新芽繁殖，被称为"分株"。

想美容养颜，
芦荟要这样吃

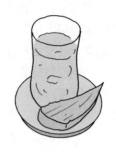

夏天的美容养颜圣品，非芦荟莫属。炎炎夏日，调一杯饮品，再配上一盘芦荟"生鱼片"，来消消暑吧。

芦荟柠檬茶 | **材料、工具**

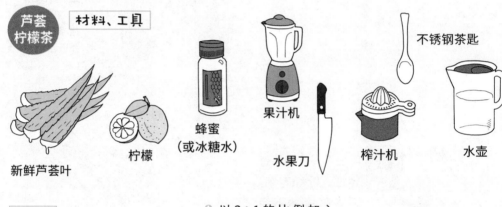

新鲜芦荟叶　柠檬　蜂蜜（或冰糖水）　果汁机　水果刀　榨汁机　不锈钢茶匙　水壶

做法

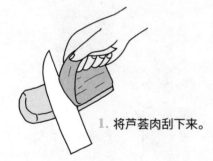

1. 将芦荟肉刮下来。

2. 以3∶1的比例加入凉白开水，用果汁机打匀，倒入水壶中。

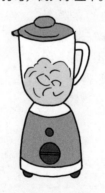

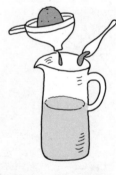

3. 柠檬榨汁，倒入水壶中。

4. 加入蜂蜜（或冰糖水），即可饮用。

小提示

1. 芦荟肉的黏稠是很特殊的触觉刺激。
2. 取下的芦荟皮可以用来涂抹皮肤，可防晒、消除青春痘。
3. 为防过敏，可先在手臂上试用，再涂抹脸部。
4. 黏稠的芦荟汁液，干了之后，却是干爽的。
5. 芦荟性寒，孕妇不宜食用。

芦荟肉的刮取方法

芦荟叶含有大黄素，吃了会让人拉肚子，所以千万不要吃。要吃就要先去皮。

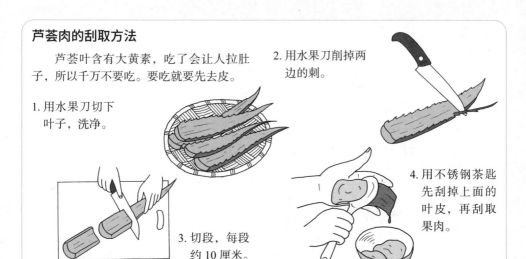

1. 用水果刀切下叶子，洗净。

2. 用水果刀削掉两边的刺。

3. 切段，每段约 10 厘米。

4. 用不锈钢茶匙先刮掉上面的叶皮，再刮取果肉。

芦荟"生鱼片"

材料、工具

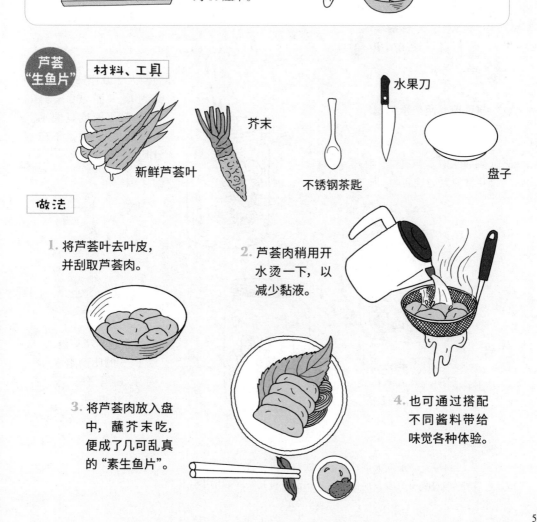

新鲜芦荟叶

芥末

不锈钢茶匙

水果刀

盘子

做法

1. 将芦荟叶去叶皮，并刮取芦荟肉。

2. 芦荟肉稍用开水烫一下，以减少黏液。

3. 将芦荟肉放入盘中，蘸芥末吃，便成了几可乱真的"素生鱼片"。

4. 也可通过搭配不同酱料带给味觉各种体验。

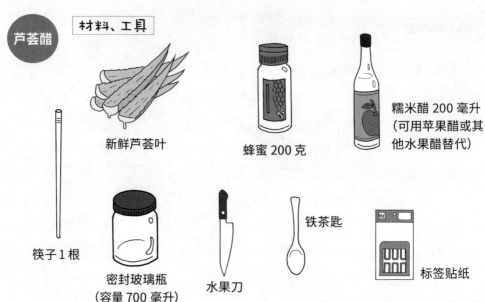

芦荟醋

材料、工具

新鲜芦荟叶

蜂蜜 200 克

糯米醋 200 毫升
（可用苹果醋或其
他水果醋替代）

筷子1根

密封玻璃瓶
（容量 700 毫升）

水果刀

铁茶匙

标签贴纸

做法

1. 将玻璃瓶用热水消毒
   后擦干。

2. 刮取 200 克芦荟肉，并
   将其放入玻璃瓶中。

3. 先倒入 200 克蜂蜜，再
   倒入糯米醋 200 毫升
   （可用苹果醋或其他水
   果醋替代），用筷子充
   分搅拌后密封。

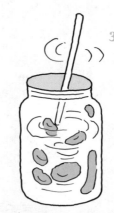

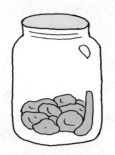

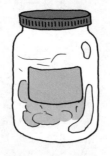

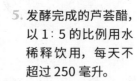

4. 贴上标签纸，写上
   日期，放入冰箱或
   阴凉处发酵 15 天。

5. 发酵完成的芦荟醋，
   以 1 : 5 的比例用水
   稀释饮用，每天不
   超过 250 毫升。

小提示

1. 芦荟醋是夏天很好的保健饮料，可存放 3 个月。
2. 为避免被芦荟肉噎到，饮用前可将其切碎或用果汁机打碎。

自制可防晒护肤的芦荟爽肤水

在夏日，除了需要清凉饮品外，我们还需要具有防晒护肤功效的保养品。芦荟液对修复皮肤非常有效。在被烫伤的第一时间内，赶紧切一块芦荟，用汁液来敷，有一定的修复作用。芦荟因有这样的功效，便常被用于夏日防晒。

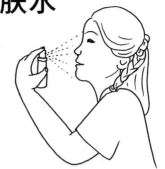

材料、工具

柠檬 1/2 颗

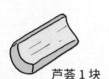
芦荟 1 块

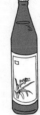
米酒适量

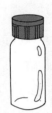
玻璃容器

做法

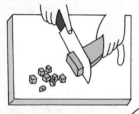
1. 将芦荟连皮切丁。

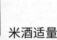
2. 将柠檬带皮切碎。

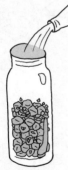
3. 将芦荟和柠檬以约1:1的比例放入玻璃瓶，再倒入米酒。
4. 浸泡一周后放在冰箱里，放冰箱可以保存 20 天左右。

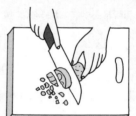

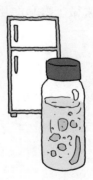
5. 有镇定作用的芦荟水，在冰镇后更能为夏天灼热的肌肤带来贴心的呵护。芦荟水最适合卸妆后使用。

小提示

一个人如果长期在外，可能比较注重生活方面的问题而忽略肌肤问题。假如开设敷脸美容课程，肯定会很受大家欢迎。

薄荷

带来清凉与舒爽的绿精灵

炎热的夏天，身体最需要清凉散热。这时候，就该充满清凉味的薄荷上场了！

天气闷热时，来一杯薄荷茶，带走炎热；在繁忙的工作中，嚼片薄荷口香糖，满口清香；眼睛疲劳时，摘两片较大的薄荷叶片，清洗后，放在眼睛上，让薄荷的清凉感在眼眶四周环绕、按摩，消除眼部疲劳；此外，还可以做个好吃的薄荷冰激凌、薄荷果冻，排解闷热，健胃消胀等。就这么不知不觉，让人难受的暑气就被赶跑了，人们的身心因此降温，昏沉的脑袋被唤醒了，精神也重新提振了。

就用一株薄荷来做个整套的夏日保健吧。

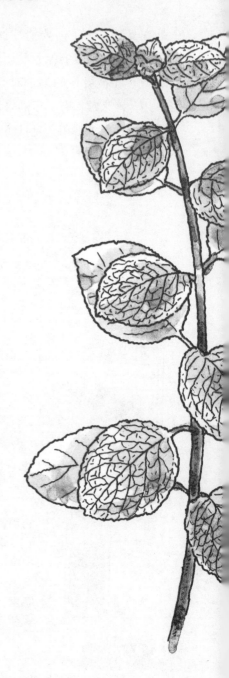

闻 含挥发性精油。因种类繁多，有的带菠萝味，有的带柠檬味等，气味不尽相同，但都具有清凉芳香。

看 鲜绿小巧的叶片，有明显纹路。不同品种，叶形都不太一样。

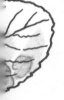

尝 清凉及微微辛辣的感觉，会带走夏日的湿热。

如何照顾？

　　薄荷喜欢生长在阳光足、温暖潮湿的地方。其耐湿性强，不耐旱。一般以扦插、压条、分株等无性繁殖方式栽种。适合种植的季节为春、秋两季，夏、冬两季由于太热或太冷，叶片会越长越小。

　　薄荷的繁殖力强，扩张速度很快，适时的修剪能控制薄荷的生长范围，也能让它越长越漂亮哦！

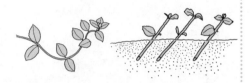

① **扦插**：剪约10厘米长枝条，下面的叶子修掉，仅留两三片叶子，斜插入土。土壤保持湿润，约两周后冒新叶。

② **压条**：将长高的枝条下压入土，接触土的茎节处就会发根。发根长叶后，可将茎剪断，脱离母株，便成了两盆。

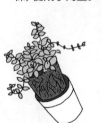

③ **分株**：长得太挤的盆栽，可以分盆了。先轻柔地倒出植株，然后轻轻拨开根系，将纠缠的根系分成数株，分盆栽种。

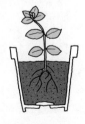

小提示

　　孕妇不宜喝太多用薄荷制作的饮品。

嚼一口纯天然的薄荷口香糖

一进入夏季，天气越来越热。这时，最能给人带来清凉感的植物，就非薄荷莫属了。先来个"薄荷口香糖"解解吧！

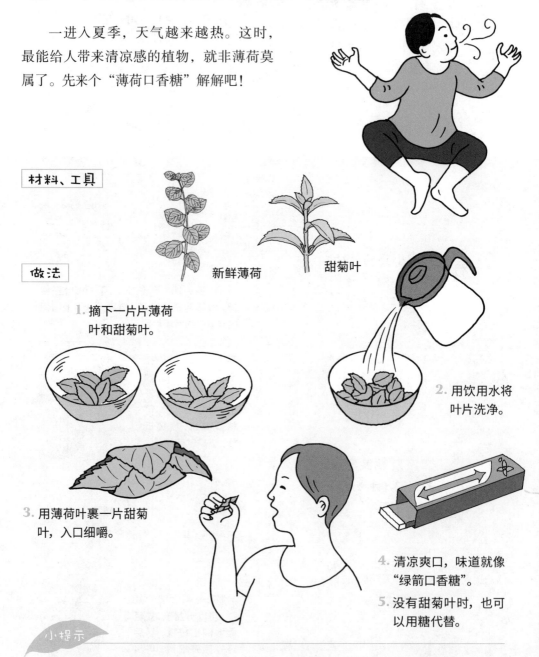

材料、工具

新鲜薄荷　　甜菊叶

做法

1. 摘下一片片薄荷叶和甜菊叶。

2. 用饮用水将叶片洗净。

3. 用薄荷叶裹一片甜菊叶，入口细嚼。

4. 清凉爽口，味道就像"绿箭口香糖"。

5. 没有甜菊叶时，也可以用糖代替。

小提示

1. 甜菊叶的甜度比蔗糖高 200 ～ 300 倍，天然又清甜，入口细嚼令人惊艳。

2. 甜菊叶可以作为天然代糖，没有蔗糖的高热量，能让血糖维持平衡、稳定。因此，就算是糖尿病患者也可以吃。

天气太热？
吃薄荷柠檬冰激凌

天气一热，自然就想吃冰了。那就自己来做一杯清凉爽口的薄荷柠檬冰激凌吧。

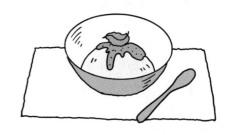

材料、工具

柠檬 1 颗

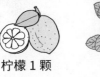
新鲜薄荷

香草冰激凌

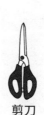
剪刀

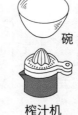
榨汁机

碗

茶匙

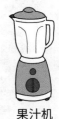
果汁机

做法

1. 用剪刀剪下薄荷叶，用饮用水洗净。

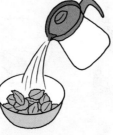

2. 将柠檬对切，用榨汁机挤出汁来。

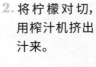

3. 将柠檬汁和薄荷叶倒入果汁机中打碎。

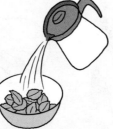

4. 将香草冰激凌挖出来，放在碗里。

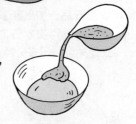

5. 将薄荷柠檬汁倒入碗中，用茶匙搅拌均匀，即是爽口美味的薄荷柠檬冰激凌。

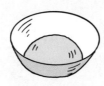

小提示

1. 冰激凌是夏日清凉甜品，薄荷的清凉和柠檬的酸，让冰激凌甜而不腻。

2. 薄荷有解腻消食功能，吃完大餐或吃的东西太油腻时可以嚼薄荷，或者含一颗薄荷糖。

3. 分量比例依个人喜爱口味来调整。

大人小孩都爱吃的薄荷果冻

清凉爽口的薄荷可以说是夏季最受欢迎的保健植物！用薄荷做的果冻，是大人和小孩都喜爱的饭后甜点。

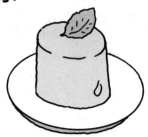

材料、工具

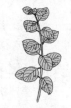

新鲜薄荷

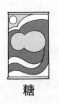

糖

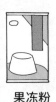

果冻粉

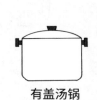

有盖汤锅

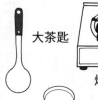

大茶匙

煤气灶

布丁盒

做法

1. 依果冻粉上面所列的比例做调配。

2. 用汤锅煮一锅开水。

3. 水煮开后，加入新鲜薄荷，待再次水开时立即关火，闷 5 分钟。

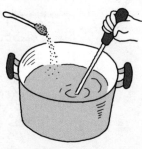

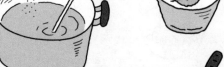

6. 在布丁盒内放置一片薄荷叶。

4. 加入适量糖，搅拌均匀。

5. 加入果冻粉搅拌。

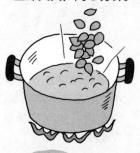

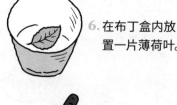

7. 将薄荷水倒进布丁盒，静待冷却凝固。

8. 冷藏后食用，风味更佳。

小提示

1. 薄荷含挥发性精油，不耐久煮，煮太久或未加盖会使凉味降低并带些微苦味。

2. 调好果冻粉的薄荷水，也可倒进铁盘，等冷却凝固后，切成小块。

薄荷香水，喷出一夏的清凉

酷热的夏天，一出门就满头大汗，恨不得一直躲在空调房里。这时，如果手上有一瓶薄荷水，便能随时保持身心清凉。在薄荷季节，就来做几瓶薄荷清凉香水，帮助度过炎炎夏日吧。

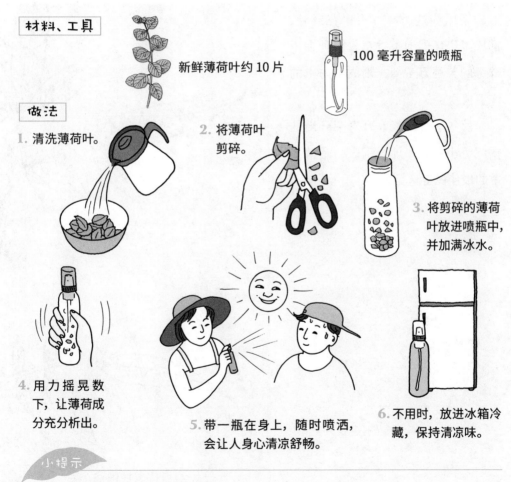

材料、工具

新鲜薄荷叶约 10 片

100 毫升容量的喷瓶

做法

1. 清洗薄荷叶。

2. 将薄荷叶剪碎。

3. 将剪碎的薄荷叶放进喷瓶中，并加满冰水。

4. 用力摇晃数下，让薄荷成分充分析出。

5. 带一瓶在身上，随时喷洒，会让人身心清凉舒畅。

6. 不用时，放进冰箱冷藏，保持清凉味。

小提示

1. 尽量在 3～5 天内用完。
2. 如是过敏体质者，薄荷叶的数量可酌量减少。
3. 也可用水煮法，煮出薄荷醇来，放进冰箱，降温后装瓶。
4. 尽量用薄荷醇含量高的绿薄荷或胡椒薄荷。

芳香万寿菊

带着百香果香气的泡茶香草

芳香万寿菊带着具有挥发性的百香果香味，在园子里或阳台种上一盆，当走过时，手一挥，那飘出来的香气，总可以振奋精神。芳香万寿菊因为这香味，不论花或叶，都成了绝佳的泡茶香草，而种在田畦旁的芳香万寿菊，则成了防虫的守卫植物。

秋冬季时，芳香万寿菊开出的橘红色小菊花，灿烂耀眼，是秋冬季的最佳视觉享受。

认识芳香万寿菊

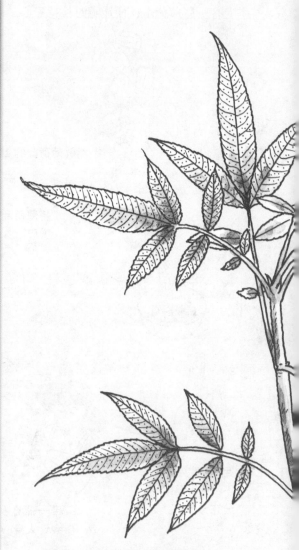

闻　具有挥发性精油，手一碰就会散出百香果香味，香气扑鼻。

看 鲜绿的叶片，就像一小片羽毛。橘红色的小菊花，就像小太阳。

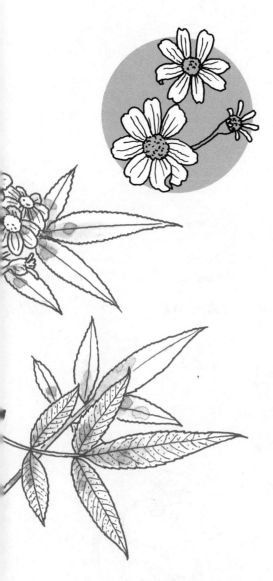

尝 带着百香果香气，成了泡茶、做果冻的最佳香草。

如何照顾？

多年生的芳香万寿菊，喜欢全日照，秋冬季开出一丛丛橘红色的小花，不论香气、观赏、泡茶，都让它成了大家喜爱的香草。

就在凉爽的春秋季来扦插一盆吧！

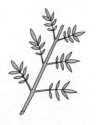

❶ 斜剪较粗壮的芳香万寿菊枝条，每段至少三节。

❷ 将叶子修剪至只留下两三片叶片。

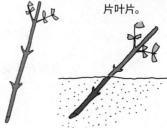

❸ 每盆扦插约三根枝条。每根至少埋进一节深。

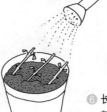

❹ 浇水浇到水从盆底流出，保持土壤湿润。

❺ 约一周后，会长出新芽。

❻ 长成后，经常修剪枝叶，不但可以促进其生长，而且可以防止其长得过高。

❼ 秋冬季开花后，也可采收种子来播种。

芳香万寿菊茶

带着百香果香味的芳香万寿菊，最适合泡茶了。热水一冲，扑鼻的香味，让人不得不爱上它。夏天，还可将这香味凝在果冻、冰块中。

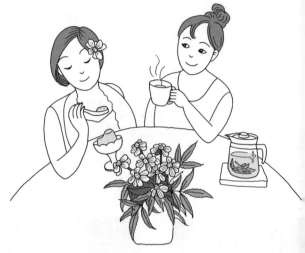

材料、工具

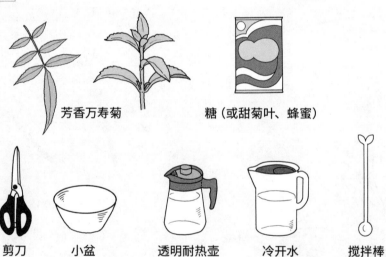

芳香万寿菊　　　　糖（或甜菊叶、蜂蜜）

剪刀　　小盆　　透明耐热壶　　冷开水　　搅拌棒

做法

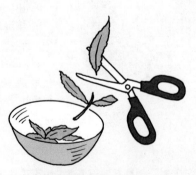

1. 剪下适量的芳香万寿菊并洗净。

2. 甜菊叶的甜度是蔗糖的300倍，不要放太多。

3. 倒入半壶热水，放入万寿
菊后加盖焖 3 ～ 5 分钟。

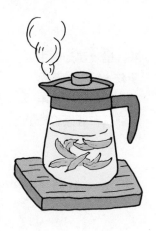

4. 加入冷开水调和后，就可以喝了。

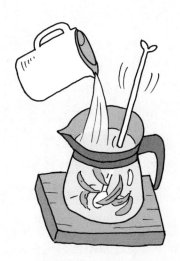

5. 在夏天，还可将调好的茶倒
进冰块盒里，每格内放一片
鲜叶，做成冰块，不仅满足
了视觉，也满足了味觉。

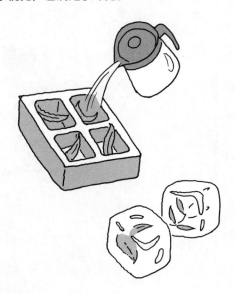

配套活动

芳香万寿菊果冻

　　可用果冻粉
做成芳香万寿菊
果冻。详细做法
请参考"薄荷果
冻"（见 P62）。

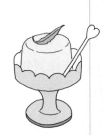

香草摇摇冰（见 P86）

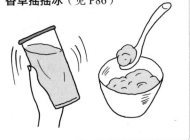

小提示

可加入薄荷、紫苏或其他口味的香草、香料或柠檬片。

玫瑰茄

植物界的红宝石

秋天，许多保健植物准备要落叶、换季了。这时最亮眼的保健植物，莫过于结出一颗颗有如红宝石的玫瑰茄。玫瑰茄也叫洛神葵，"洛神"这一名字可不是来自曹植的《洛神赋》，而是由英文"Roselle"音译来的。

玫瑰茄喜欢温暖和阳光，气候太冷，种子不易发芽。其通常在温暖的四五月播种，夏秋季开花、结果。而它看起来是深红色果肉的部位，其实是由花萼变成的。玫瑰茄由于味道非常酸，多用于泡茶、做果酱等；因为色泽艳红，便成了大家喜欢的天然食物着色剂。

认识玫瑰茄

尝 酸，是玫瑰茄的主要味道。也因为酸，玫瑰茄常被用来泡茶和做果酱。

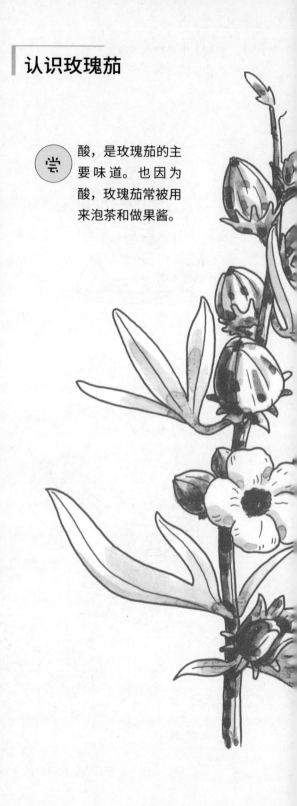

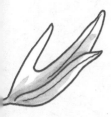

看 叶：叶子形状为异型，上部呈掌状，有锯
　　　齿，下部则为卵形。

花：夏秋季开花，花色粉红，十分醒目。

果：花凋谢后，果子膨大，而外面包裹的
　　　红色果肉，其实是花萼肥厚形成的。

茎：植株可高至两米，亦带有红色。

如何照顾？

　　玫瑰茄是一年生草本植物，属于热带及亚热带地区植物，十分耐旱耐热。它以种子繁殖为主，但气温低于 12℃时不易发芽，因此通常在四五月温暖的春季播种，夏秋季开花、结果。

① 栽种的土壤约1厘米深，每一基坑放约三颗种子，然后掩土。

② 基坑间距要预留1米左右。

③ 约一周左右发芽。如三颗种子都发芽，则要先疏苗，只留其中最强壮的一棵。

④ 当植株长到30厘米时，便可摘心，促进侧枝展开。

⑤ 由于玫瑰茄不喜湿，泡水容易烂根，因此要注意不可积水。

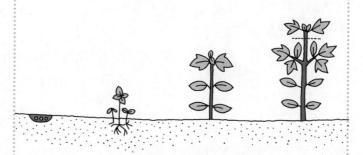

酸酸甜甜的玫瑰茄果酱

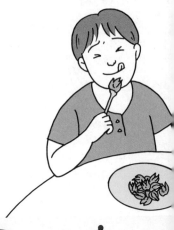

带酸味的玫瑰茄，水分含量多，非常适合做成果酱。红红的果酱除了抹吐司，还可泡茶，或用果酱搓出红色的汤圆（见 P214 五色汤圆），酸酸的口感，非常开胃。

材料、工具

新鲜玫瑰茄　　糖　　汤锅　　煤气灶　　有盖玻璃瓶　　茶匙　　过滤网勺

做法

1. 把花托的肉与种子分开，洗净。

2. 将种子放入汤锅中，加水淹没，开始熬煮。

3. 水煮沸腾（1 分钟即可煮出果胶）后，关火捞出煮过的种子。

4. 将剥下来的玫瑰茄果肉倒入果胶锅内，加盖煮至沸腾，转小火。为避免烧焦，要不停搅拌直至果肉溶解。

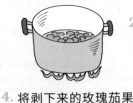

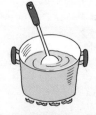

6. 熄火待凉。

7. 将煮好的玫瑰茄酱倒入消过毒的玻璃瓶中。

8. 将果酱瓶上下倒放，保持真空状态。

9. 凉后即可放正，放进冰箱。

5. 陆续加糖（按重量，果肉和糖的比例为 1：2）搅拌至溶解。

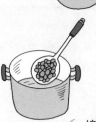

玫瑰茄去子的方式

做玫瑰茄果酱或蜜饯时，要先去除里面的种子。

1. 切掉一部分蒂头。

2. 将果肉剥开，取出里面的种子。

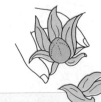

小提示

1. 果酱可当沙拉酱使用。
2. 果酱也可冲泡成玫瑰茄茶喝。

开胃零食——玫瑰茄蜜饯

玫瑰茄生产过多时，除了做成果酱，还可做成蜜饯。冰镇过后，酸酸甜甜，是最佳开胃零食。

材料、工具

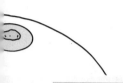

新鲜玫瑰茄

糖　　　盐　　　有盖玻璃瓶　　茶匙

做法

1. 将玫瑰茄洗净晾干，去除种子。

2. 为了软化果肉纤维，加入少量盐，用手搓揉至微出水即可。脆的口感较佳。

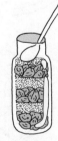

3. 在消过毒的玻璃瓶（见 P19）中，一层玫瑰茄、一层糖，往上叠，再用茶匙压紧，压到糖和果汁混合成红色糖汁就可以了。

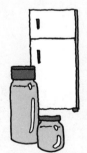

4. 放入冰箱两周后，就是酸酸甜甜的玫瑰茄蜜饯了。

3. 或用免洗筷，或用漏斗倒扣，直接将种子搓出来。

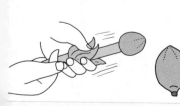

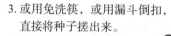
小提示

1. 玫瑰茄易藏蚂蚁，务必把花萼切开仔细冲洗。
2. 玻璃瓶需要事先消毒，清洗后的玫瑰茄务必晾干，避免发霉。
3. 成品也可加入柠檬汁或酸梅汁增加风味。
4. 汤汁可拿来泡茶。

迷迭香

提振精神的圣草

　　曾以为迷迭香是从西方传来的香草植物，没想到，早在400多年前李时珍的《本草纲目》中，就有迷迭香的相关记载了——由曹植从西域引进，作如此记载："芳香甚烈，主治恶气，令人衣香，烧之去鬼。"李时珍将迷迭香当成辟邪植物了。

　　在西方，迷迭香是神圣植物，因其香气而被大量应用在日常生活中。人们相信迷迭香的香味成分可以提振精神、活化脑部、防腐、抗忧郁、镇定神经等，因此广泛使用，无论是泡茶、泡澡、酿酒，还是做各式鱼肉料理，迷迭香都是非常受欢迎的香草植物之一。

认识迷迭香

 闻　浓烈的精油香味，具有健胃、杀菌、提神等功能。

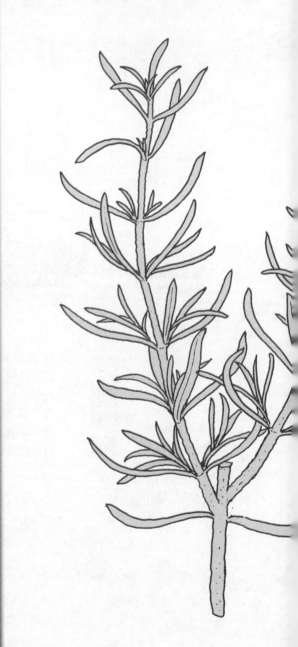

看

叶： 呈针状，丛生于枝条上。灰绿色，革质，向背面卷曲，表面稍具光泽，背面则密被白色绒毛，具强烈辛香味。

花： 台湾平地迷迭香很少开花，花期在十一月左右。

茎： 植株可长至两米高。老枝呈圆柱形，幼枝则呈四棱形，密被白色星状绒毛。

尝 略苦，多品尝其香味，被当成香料植物。

触 叶子呈针叶形，摸起来刺刺的。

如何照顾？

多年生的迷迭香，来到台湾，平地不易开花，因此"扦插"成为其主要繁殖方法。

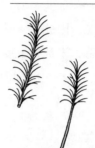

① 选一年左右的枝茎，从上端开始，以拇指和食指打开的长度，剪成小段。

② 清除底端约2厘米长的叶子。

③ 可先将其插在杯子里，用水养根，等发根了再将其移植到土里。也可直接将其插进土里。

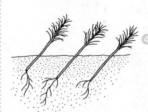

④ 将其斜插进土里。每盆至少三枝。迷迭香喜欢排水良好的土壤。

⑤ 插好了，请马上浇水。第一次浇水要浇到水从盆底流出。接下来，可把手指伸进土里，探测土的干湿程度，等土干透再浇水。

⑥ 喜欢阳光，最好将其放在阳光照得到的地方。

⑦ 不喜欢太肥的土壤。

⑧ 春秋季是最佳扦插季节。

⑨ 发芽速度较慢，要耐心等待。

小提示

常见的迷迭香有两种：一种是直立形，在平地不易开花；一种是匍匐形，虽较易开花，但不易过冬。

工作忙碌又紧张？
泡杯迷迭香茶舒缓精神

迷迭香浓烈而迷人的香气，总是能让人身心放松。它的精油成分被证实具有提振精神、抗忧郁、镇定心神等功能，因此在繁忙的日常生活中，不妨泡杯迷迭香茶，来提神醒脑；泡个迷迭香浴，充分享受香氛，消除一天的疲劳……

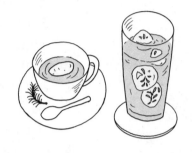

迷迭香清醒茶

材料、工具

迷迭香　蜂蜜　剪刀　搅拌棒　小盆子　透明耐热壶　冷开水

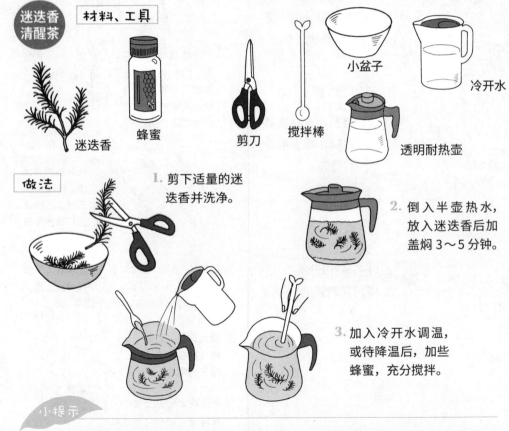

做法

1. 剪下适量的迷迭香并洗净。

2. 倒入半壶热水，放入迷迭香后加盖焖3～5分钟。

3. 加入冷开水调温，或待降温后，加些蜂蜜，充分搅拌。

小提示

1. 可加一些柠檬、香茅，无论气味还是效果都会加倍。

2. 还可加入香蜂草或其他口味的香草、香料或柠檬片。

3. 如想要增加清凉口感，可加薄荷。

4. 夏天可加入冰块，冬天可加入姜片，调和温寒。

5. 蜂蜜可用糖、甜菊或甘草替代。

迷迭香茶冻

材料、工具

迷迭香鲜品
或干品

糖

果冻粉

布丁盒

有盖汤锅

大茶匙

煤气灶

做法

1. 依果冻粉包装上标注的比例，用汤锅煮一锅开水。

2. 水煮开后，加入迷迭香，待水再滚开时立即关火，焖5分钟。

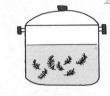

3. 加入适量糖，搅拌。

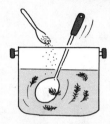

4. 加入果冻粉，搅拌。

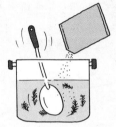

5. 在布丁盒内放置一片薄荷叶。

6. 将果冻液倒进布丁盒，静待冷却凝固。

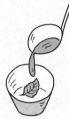

7. 冷藏后食用，风味更佳。

迷迭香冰块

材料、工具

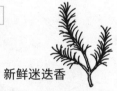

新鲜迷迭香

冰盒

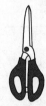
剪刀

做法

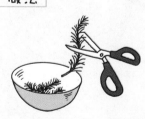

1. 将迷迭香洗净，剪成小枝。

2. 将迷迭香放在冰盒中，在格子中倒入开水，将冰盒放进冰箱冷冻。

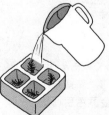

3. 迷迭香冻在冰块中，非常美丽。

4. 泡茶时，放入迷迭香冰块，不但可以得到视觉上的享受，而且能闻到其释放出来浓郁香气。

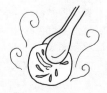

让孩子们爱上的迷迭香薯条

薯条永远是小孩的最爱。用自己栽种的迷迭香炸个薯条，让孩子们爱上浓浓的迷迭香味。

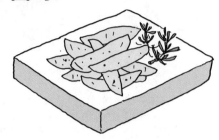

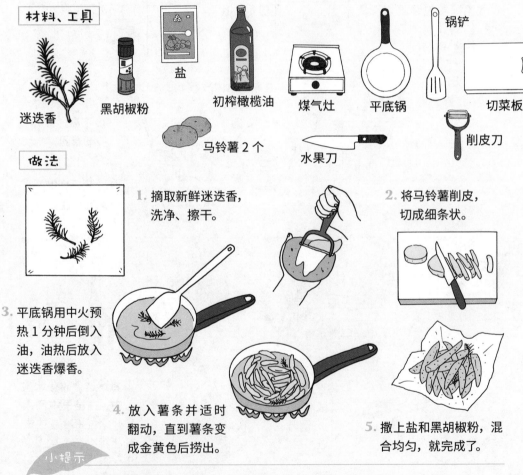

材料、工具

迷迭香　　黑胡椒粉　　盐　　初榨橄榄油　　煤气灶　　平底锅　　锅铲　　切菜板　　削皮刀

马铃薯 2 个　　水果刀

做法

1. 摘取新鲜迷迭香，洗净、擦干。

2. 将马铃薯削皮，切成细条状。

3. 平底锅用中火预热 1 分钟后倒入油，油热后放入迷迭香爆香。

4. 放入薯条并适时翻动，直到薯条变成金黄色后捞出。

5. 撒上盐和黑胡椒粉，混合均匀，就完成了。

小提示

1. 记得将食材上的水分擦干，避免热油因水分而溅射伤人。
2. 迷迭香不要放太多，不然会有苦味。
3. 马铃薯不要切太厚，以免炸太久。
4. 也可将马铃薯煮熟后，压成泥，做成"迷迭香薯饼"。

综合运用

　　除了单一保健植物的运用外，生活里还可以运用多样绿植来增强保健功能。例如，以固肺的鱼腥草为主，加上具有健胃通肠、暖和身体等功能的紫苏和清凉的薄荷，可做好喝的"润肺茶"。冬天很冷，身体需要暖和时，就可用温性及杀菌性的植物，如用艾草、香茅等做个沐浴包。而中元节"鬼门开"，需保平安时，就可请艾草、樟树叶、七叶埔姜等"辟邪植物"出马，做个平安包。

　　原来，保健植物可以与我们的日常生活这样贴近呀！

适合多年龄段的保平安植物

　　多用于"婴儿防惊、学生清脑、中年安神、老年防中风"。通常具有特殊气味，且具有驱虫、杀菌功能。

 尝　泡一壶来喝喝看。除了樟树叶和小槐花（茉草），其他都可以泡茶喝。为增加口感，可添加些蜂蜜、黑糖或甜菊。

 **香茅：**含浓浓的芳香精油，可消毒、杀菌和驱虫。因叶形像一把剑，被比喻成钟馗身上佩的剑，能驱魔辟煞。

 艾草：纯阳之性，代表太阳光明的能量，可帮助气血循环，杀菌、驱虫。

 小槐花：是台湾民间常用的辟邪植物，最常用在婴儿受惊时。

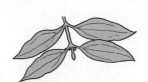 **樟树叶：**叶子含芳香精油，可驱虫、杀菌，代表着坚强的力量。

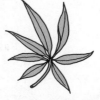 **七叶埔姜：**是台湾原住民常用的辟邪植物。掌状复叶，因最多有七片叶而得名。在古时的农村，人们酿酱油时需用七叶埔姜带来的菌进行发酵。

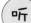 听　搓揉时听听干碎叶声。

 闻　闻一闻不同青草的味道，并比较鲜草和干草的不同。

预防感冒，喝植物润肺茶

当天气转凉或变化不定，开始流行感冒时，便可来煮一款润肺茶！可增强抵抗力，特别是对固肺有帮助。含天然抗生素的鱼腥草，加上散寒健胃的紫苏，配上疏风发汗、散热解毒的薄荷，便成了对抗感冒的"青草热饮"。

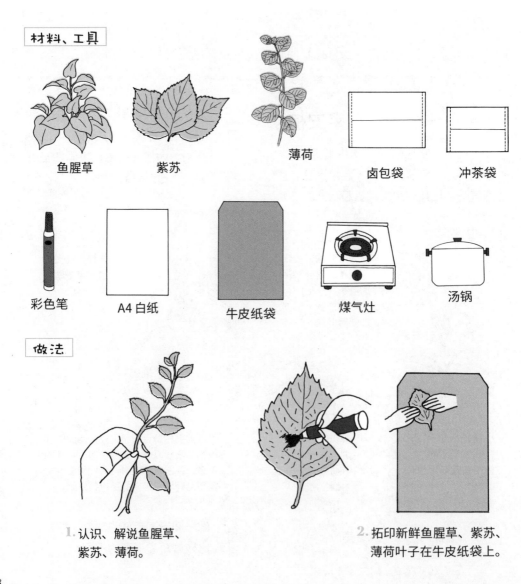

材料、工具

鱼腥草　　　紫苏　　　　薄荷　　　卤包袋　　　冲茶袋

彩色笔　　　A4 白纸　　　牛皮纸袋　　　煤气灶　　　汤锅

做法

1. 认识、解说鱼腥草、紫苏、薄荷。

2. 拓印新鲜鱼腥草、紫苏、薄荷叶子在牛皮纸袋上。

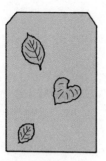

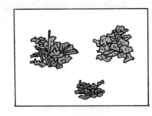

4. 在 A4 白纸上，抓鱼腥草、紫苏各一把，薄荷半把。鱼腥草、紫苏、薄荷的比例为 2:2:1。

3. 在牛皮纸袋上写上用法。

鱼腥草 + 紫苏

薄荷

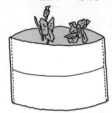

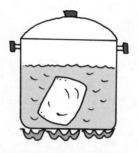

5. 将鱼腥草和紫苏一起放进卤包袋。将薄荷放进冲茶袋。尽量在一个月内煮来喝。

6. 汤锅里倒入 1 升水并放入填好的卤包袋，水开后转小火，煮 10 ~ 15 分钟。

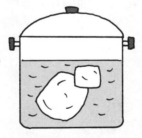

7. 关火，放进薄荷冲茶袋，焖 5 ~ 10 分钟。

8. 如没喝完，则要放入冰箱。五天内要喝完，饮用前需加热。

小提示

1. 由于鱼腥草可以固肺、增强抵抗力，加上紫苏对肺、脾、胃都有帮助，因此这一款茶可以增强大家的抵抗力，帮助大家度过感冒流行季节。

2. 通常在秋冬季感冒盛行时，带大家煮这一款茶来喝。

3. 当家人或朋友间开始出现感冒传染的情况时，可煮上一壶，大家一起喝，预防感冒。

具有杀菌功能的除障香包

中元节"鬼门开"时，或端午节宣告酷夏开始后，在民俗中，就会祭出所谓的"辟邪植物"来除障保平安。最常用的辟邪植物有艾草、香茅、樟树叶、七叶埔姜和小槐花。它们有一些共同的特性：具有特殊的香气，且都具有杀菌功能。

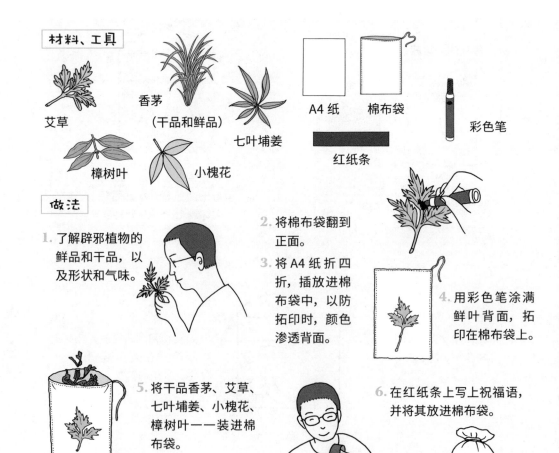

材料、工具

艾草　香茅（干品和鲜品）　七叶埔姜　樟树叶　小槐花　A4 纸　棉布袋　红纸条　彩色笔

做法

1. 了解辟邪植物的鲜品和干品，以及形状和气味。

2. 将棉布袋翻到正面。

3. 将 A4 纸折四折，插放进棉布袋中，以防拓印时，颜色渗透背面。

4. 用彩色笔涂满鲜叶背面，拓印在棉布袋上。

5. 将干品香茅、艾草、七叶埔姜、小槐花、樟树叶——装进棉布袋。

6. 在红纸条上写上祝福语，并将其放进棉布袋。

7. 将棉布袋口扎紧，即完成。

小提示

1. 把红纸条拿出，便可作为沐浴包来泡澡。
2. 味道很香，可以作为香草闻香包。

用自制的青草沐浴包泡澡

当天气转冷时，最适合泡澡或泡脚了。做一个帮助气血循环的青草沐浴包，泡个热水澡，除了能取暖、消除疲劳，还能杀菌、清洁皮肤。

适合做沐浴包的植物，通常属阳性，并具有杀菌功能。常用的沐浴植物除了前面提到的除障保平安植物（见P77）外，还可加上润肺茶的材料：固肺的鱼腥草、散寒的紫苏和清凉化瘀的薄荷等。

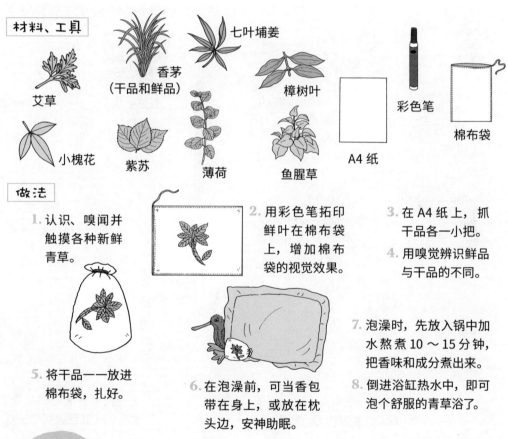

材料、工具

七叶埔姜

艾草

香茅
（干品和鲜品）

樟树叶

彩色笔

棉布袋

小槐花

紫苏

薄荷

鱼腥草

A4 纸

做法

1. 认识、嗅闻并触摸各种新鲜青草。

2. 用彩色笔拓印鲜叶在棉布袋上，增加棉布袋的视觉效果。

3. 在 A4 纸上，抓干品各一小把。

4. 用嗅觉辨识鲜品与干品的不同。

5. 将干品一一放进棉布袋，扎好。

6. 在泡澡前，可当香包带在身上，或放在枕头边，安神助眠。

7. 泡澡时，先放入锅中加水熬煮 10 ～ 15 分钟，把香味和成分煮出来。

8. 倒进浴缸热水中，即可泡个舒服的青草浴了。

小提示

1. 泡澡水温最好为 38℃～ 40℃，不宜超过 40℃。

2. 一次不要泡太久，通常 3 ～ 5 分钟就要起来休息 1 ～ 2 分钟，再继续入浴，如此反复两三次，可以让身体保持好的代谢状态，促使全身皮肤大量排汗，清洁毛孔，促进血液循环、松弛神经、帮助睡眠与放松心情，预防身体机能老化。

3. 泡澡时，一定要注意空气流通。

青草按摩棒，
捶出香气与健康

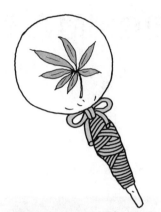

　　用带有香味、能帮助气血循环的保健植物做个棒槌，一边按摩，一边飘出香味。在阵阵香味中敲打穴道，真是全身舒爽呀！

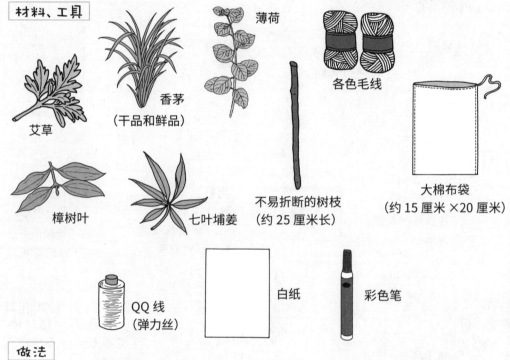

材料、工具

艾草

香茅
（干品和鲜品）

薄荷

各色毛线

樟树叶

七叶埔姜

不易折断的树枝
（约 25 厘米长）

大棉布袋
（约 15 厘米 ×20 厘米）

QQ 线
（弹力丝）

白纸

彩色笔

做法

1. 大棉布袋的两个角，抓约 2 厘米，用 QQ 线缠绕后，翻面。

2. 将白纸放在大棉布袋里面，以防拓印颜色染到另一面。

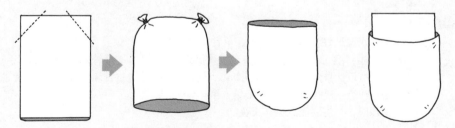

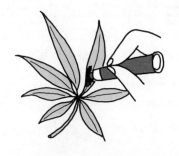
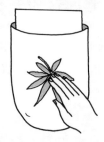
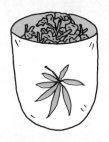

3. 用艾草或七叶埔姜叶拓印: 用彩色笔涂满艾草（或七叶埔姜）背面，拓印在大棉布袋一半以上的位置。

4. 将香茅、艾草、七叶埔姜、樟树叶、薄荷等干青草，一一装进棉布袋至半满。

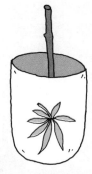
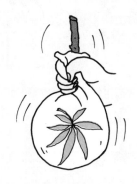

5. 插进树枝，束起棉布袋，用QQ线连同树枝扎紧。

6. 用毛线缠绕棉布袋和树枝，这样握起来就不会扎手。

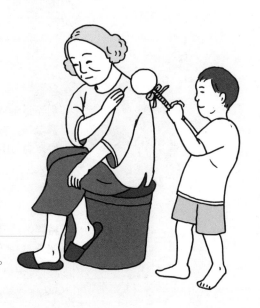

配套活动

可配合制作除障香包、青草沐浴包（P80～P81）等活动。

小提示

1. 叶子拓印要拓在大棉布袋一半以上的位置。
2. 青草放入大棉布袋中要压紧。
3. 如果没有树枝，可用免洗筷代替。

自制香甜可口的香草奶油

对市场上的奶油的安全性不放心，那就自己来制作。用鲜奶油摇出奶油来，加上自家栽种的不同香味的香草，吃起来别具风味且安心。

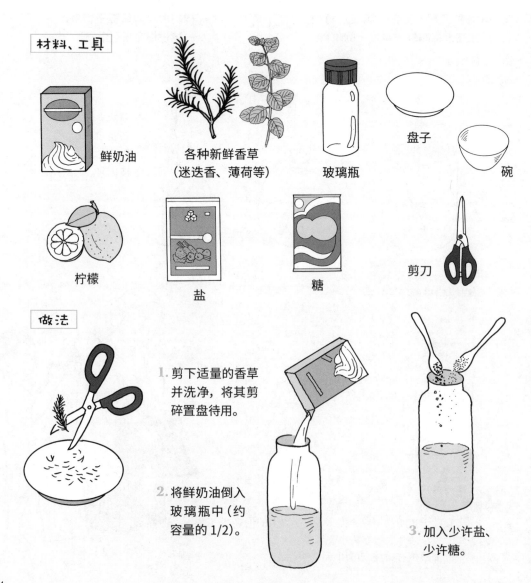

材料、工具

鲜奶油

各种新鲜香草
（迷迭香、薄荷等）

玻璃瓶

盘子

碗

柠檬

盐

糖

剪刀

做法

1. 剪下适量的香草并洗净，将其剪碎置盘待用。

2. 将鲜奶油倒入玻璃瓶中（约容量的1/2）。

3. 加入少许盐、少许糖。

4. 盖好瓶盖，上下用力摇晃出声音。

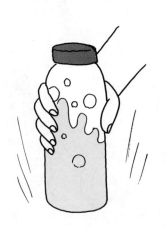

5. 持续摇晃至听不到声音，此时已呈打发的鲜奶油状。

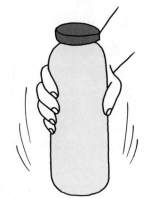

6. 再继续摇晃直至出现水晃动声（此时呈油水分离状）。

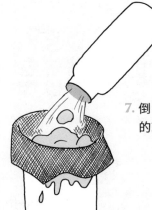

7. 倒出乳清，剩下的就是奶油。

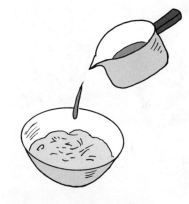

8. 在奶油中加入剪碎的香草并搅拌，滴几滴榨好的柠檬汁，香醇的香草奶油便做好了。

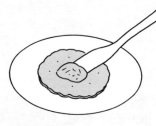

9. 将香草奶油抹在吐司或饼干上，就成了可口美味的点心。

小提示

1. 口味可依香草生长季节和个人喜好任意搭配。
2. 要用力摇晃加速油水分离。
3. 鲜奶油要选含乳量高的，植物性鲜奶油并不适用。

酷夏时节，教孩子做香草摇摇冰

天一热，最难抵抗的诱惑就是"冰"了。可是，在外面买的冰棒总是让人吃着不放心。那就自己来做一支好吃、解渴、风味独特的冰棒吧！

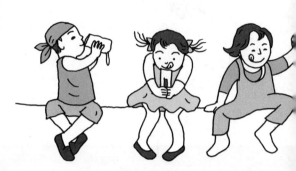

材料、工具

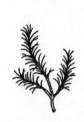 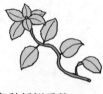

各种新鲜香草

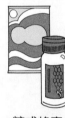

糖或蜂蜜

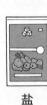

盐

碎冰块1包

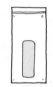

冷冻袋

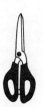

剪刀

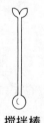

搅拌棒

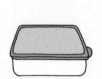

密封盒

透明耐热壶

做法

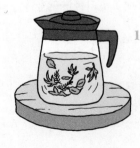

1. 剪下适量的香草并洗净，将其放入透明耐热壶，倒入开水待3～5分钟。

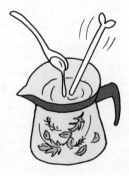

2. 放凉后加入糖或蜂蜜，用搅拌棒搅匀、调味。

3. 将香草糖水倒入
冷冻袋。

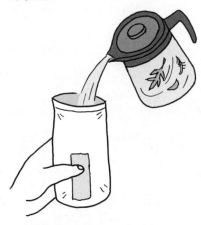

4. 将冷冻袋放入密封盒后，
放入大量冰块和盐（冰块
和盐的重量比为 3∶1）。

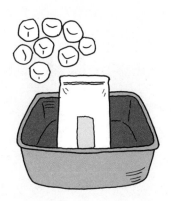

5. 盖好密封盒的盖子
后，用力摇晃盒子约
3 分钟，即可完成。

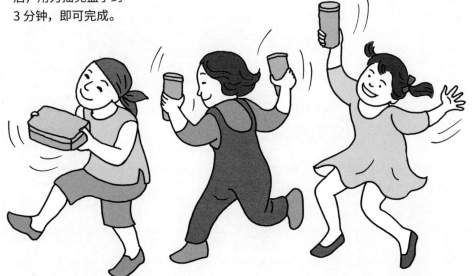

小提示

1. 口味可依香草生长季节和个人喜好任意搭配。

2. 一般情况下冰块并不会让水结冰。但加了盐后，因盐溶化时会吸热，使温度降低，水就容易变成冰了。依重量 3∶1 比例，在冰块中加入盐可将温度降到 −21℃。

3. 摇晃的目的在于加速急冻。

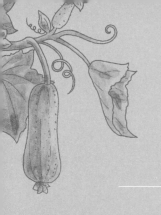
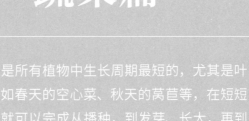

蔬菜篇

蔬菜是所有植物中生长周期最短的，尤其是叶菜类，例如春天的空心菜、秋天的莴苣等，在短短一季内，就可以完成从播种，到发芽、长大，再到最后采收，将其做成可口料理的整个过程。

挑选几种好种、好玩的当季蔬菜来体验与观察，是对一个生命的参与，是很好的生命教育。

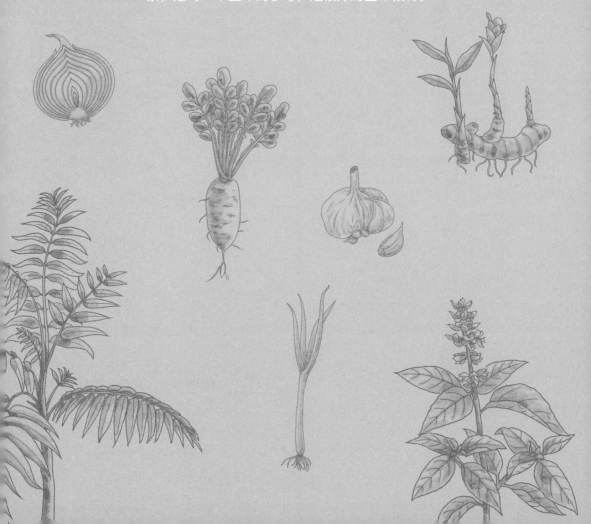

罗勒

台湾人共同的味觉记忆

说到罗勒，大概没有一位台湾人不认识吧！一提到它的名字，仿佛就闻到了它独特的味道，脑中立刻浮现出罗勒煎蛋、三杯鸡、咸酥鸡等，口水不禁涌冒出来；只凭想象，所有感官便全部自动打开。

罗勒，已成台湾香料植物的代表。

认识罗勒

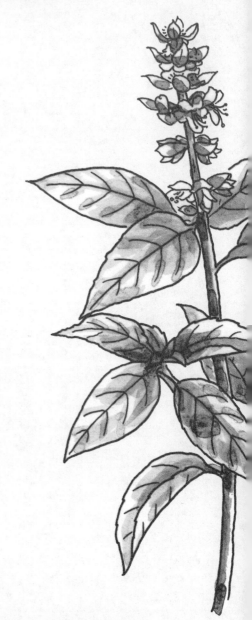

尝 味道鲜香，罗勒炒蛋、三杯鸡、咸酥鸡等台湾料理都少不了它。

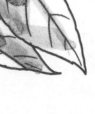

看 以茎区分成红骨和白骨，红骨味道浓厚，白骨则较清香。全株鲜绿。夏天开花，花的颜色有粉红色和白色两种。花序一层一层叠上去，就像一个小塔似的。

闻 具有浓郁芳香的味道，是大家喜欢的香料。干燥花叶具有驱虫功能，可收集放进衣柜、抽屉，据说蟑螂不喜欢这个味道。

小提示

1. 一年或两年生，约夏秋季会开花。花也可食用。

2. 将花叶摘下来，干燥后，将其放进网袋，可驱虫和驱蟑。

3. 开花后，采下种子，预备来年播种。

如何照顾？

一年或两年生，可以播种，也可以扦插。喜欢高温与充足的阳光，通常会在五月到十月栽种。

播种

① 可在穴盘里先育苗。

② 也可将其直接播入土里，植株间距约30厘米。

③ 等苗长出三四片时，可疏苗，只留一株强壮的苗。

④ 等苗长到15厘米高时，便可摘心，促使长出侧枝。

扦插

① 分段剪下约两节以上或约15厘米长的枝条。

② 叶片只留两三片，剪掉1/3叶尖，减少水分蒸发。

③ 将枝条斜插入土壤中，每盆约三枝。

④ 扦插完成后将水浇透，待长出新叶后，可将手指伸进土里，探测土的干湿程度，等土干透再浇。幼苗非常怕潮湿，无须浇太多水。

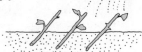

好吃又下饭的罗勒煎蛋

罗勒是台湾最常见的香料植物之一，几乎每个人心中都有几个罗勒的美味菜单。采摘新鲜叶子来做道简单又美味的罗勒煎蛋，会唤起你的哪些记忆呢？

材料、工具

白胡椒粉

初榨橄榄油

盐

锅铲

平底锅

碗

罗勒少许

鸡蛋 3 个

煤气灶

盘子

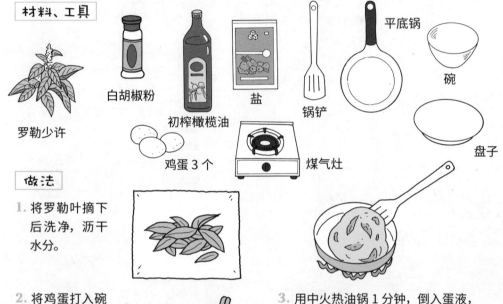

做法

1. 将罗勒叶摘下后洗净，沥干水分。

2. 将鸡蛋打入碗中，打散，加入罗勒、适量的白胡椒粉和盐调味。

3. 用中火热油锅 1 分钟，倒入蛋液，煎至鸡蛋表面金黄即可盛至盘子里了。

小提示

1. 可在蛋液中加入其他材料，例如香菇、胡萝卜等，发挥创意。

2. 刚煎好的蛋很烫，记得提醒吃的人吹凉，尤其是小孩，他们的痛觉不敏感。

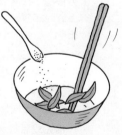

配套活动

罗勒驱蟑袋

听说蟑螂不喜欢罗勒的味道。罗勒盛产时，可将枝叶用橡皮筋绑成一小束；或将罗勒散叶放入透明纱网袋，袋口束紧后将纱网袋放置在蟑螂出没的抽屉、橱柜里，看看效果如何。

待味道变淡后，记得更换新鲜的。

吃拌面，少不了罗勒青酱

易于栽培的罗勒是台式罗勒，用罗勒打出来的青酱，虽然风味和意大利青酱有些不同，但也不减美味哦！

在罗勒盛产时，不妨打个青酱，无论拌面还是抹吐司，都独具风味。

材料、工具

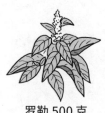

罗勒 500 克

初榨橄榄油

熟的腰果、核桃、松子或其他坚果 300 克

盐

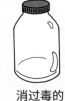

果汁机

消过毒的玻璃瓶

茶匙

做法

1. 将罗勒叶摘下后洗净，沥干水分。

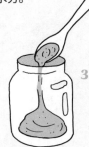

3. 装罐后尽快食用完毕。

2. 分三次打，每次放入 100 毫升油、100 克坚果、1/3 罗勒叶和两茶匙盐。

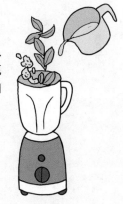

小提示

1. 可加入蒜头、干酪粉或其他香料调味。

2. 务必冷藏，一个月内食用完毕。

配套活动

罗勒茶

1. 将制作青酱时挑剩的梗剪短。
2. 用热水加盖泡 3 分钟即可饮用。
3. 可搭配蜂蜜、柠檬或其他香草。

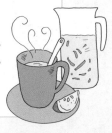

洋葱

食疗养生最佳食材

　　洋葱炒蛋、洋葱汤等家常菜，让富含铁、钙质的洋葱成为日常生活中食疗养生的最佳食材。而它散发出来的辛辣气味，具有安神助眠的功效，就让洋葱来大展身手吧。

　　剥下最外面那层红色薄皮，用来染条手帕；再做个洋葱娃娃来安神助眠；或来盘洋葱金枪鱼蛋沙拉，让感官启动起来！

认识洋葱

 生吃味道强烈而辛辣，而炒过后却极为香甜。

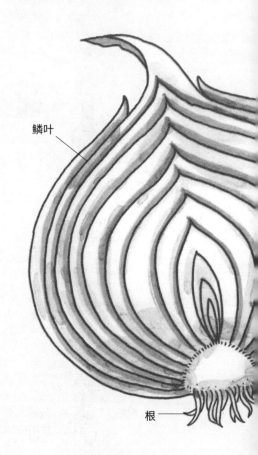

鳞叶

根

 一层一层的结构，是"鳞叶"。而下面的须状则是它的根。

剥去外面红色薄层后，整颗摸起来十分光滑。

一刀切下去，那呛鼻的浓郁气味，让人忍不住流下眼泪。

如何照顾？

　　以种子为主要繁殖方法。通常是九月播种，十月定植，次年三到四月采收。如果洋葱放久了，会从中央尖处冒出芽来，这时，可将整颗洋葱种进土里。

　　洋葱怕湿忌雨，喜欢阳光。

　　我们可以将洋葱放进水杯，养出一杯绿意来。

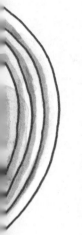

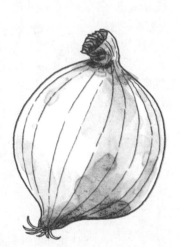

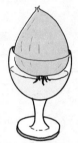

水栽

① 将洋葱须根放进水杯。

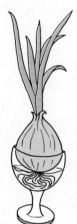

② 一两周后，新的须根会逐渐长出。

③ 接着，顶部会冒出绿色叶芽。

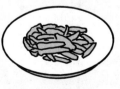

④ 绿芽可剪下来吃。

⑤ 也可整棵直接种进土里。

小提示

　　1. 洋葱怕湿，喜欢日照充足的生长环境。

　　2. 切开的洋葱，如果没伤到球心的生长点，细长叶子会从生长点冒出。

　　3. 如果切开时，伤到生长点，叶子便不会冒出。

让洋葱娃娃
助你一夜好眠

你有没有感冒或失眠的体验？来做个洋葱娃娃助你一夜好眠吧！

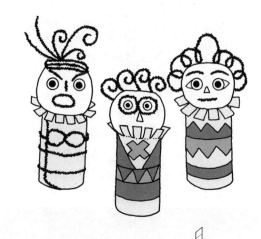

材料、工具

新鲜洋葱 1 颗

玩具眼睛

600 毫升容量的塑料瓶 1 个

各色绝缘胶带

毛绒条数根

小石头一堆

剪刀

美工刀

胶水

做法

2. 沿着切口，剪成约 2 厘米长、1 厘米宽的长条。再将剪开的长条往外折，这样，洋葱放上去会比较稳固。

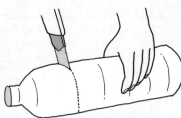

1. 将塑料瓶洗净，在 2/3 处将其切割成两段。取下面一段，当成娃娃的身体。

3. 先决定你要做男生还是女生，然后用各色绝缘胶带设计娃娃的衣服。

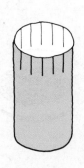

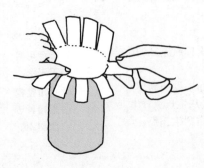

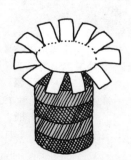

4. 剥掉洋葱外面的红色薄
皮，露出里面的
白色部分。这
是娃娃的头。

5. 洋葱下部是根。
切去顶部约1厘
米厚。这个切口
会释放洋葱的味
道，有安神助眠
的功效。

6. 用胶水粘上玩具
眼睛，并用毛绒
条做出五官、表
情和造型。

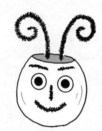

7. 将小石头放入塑料瓶，
再加入水，可增强塑料
瓶的稳固性。

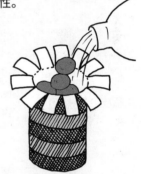

8. 最后，再放上做好五官和
表情的洋葱头，就完成了。

9. 可将洋葱娃娃放置在床头，
让它助你一夜好眠。

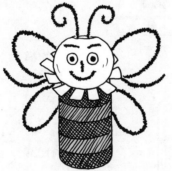

配套活动

洋葱金枪鱼蛋沙拉

1. 将洋葱洗净剥皮后切碎。
2. 蛋煮熟，剥壳弄碎。
3. 将金枪鱼罐头倒出，弄碎。
4. 将以上材料放入碗中，再
加入适量沙拉酱和黑胡椒后，即
可享用。

洋葱皮茶，洋葱皮染布

1. 将剥下来的红色薄洋葱
皮洗净，煮成洋葱茶喝。
2. 收集起来，做洋葱皮染
布（见P98）。

小提示

1. 塑料瓶切口处可先贴上胶带以免割伤。
2. 可以请制作者帮娃娃命名，塑造性格和故事。
3. 洋葱切面如果变干或变黑，就要拿掉装饰物，
切掉它。
4. 洋葱接触到水的下方，会长出白色的根。接
着，上面切口中心部位会冒出叶芽来。叶芽可剪下
来炒蛋。

洋葱皮别浪费，
用来做赭红色的染布吧

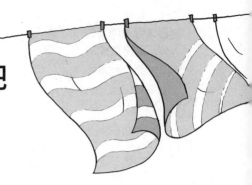

　　什么，平常当厨余垃圾丢掉的洋葱皮
可以染布?! 没错，而且可以染成很漂亮的
赭红色。下次别再把宝贝丢掉了!

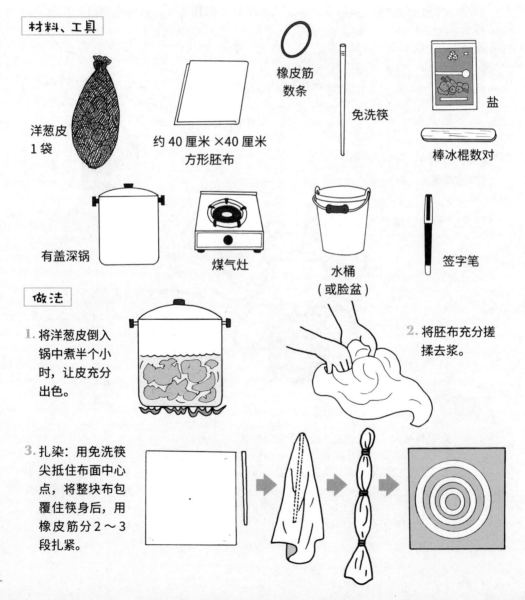

材料、工具

洋葱皮
1袋

约40厘米×40厘米
方形胚布

橡皮筋
数条

免洗筷

盐

棒冰棍数对

有盖深锅

煤气灶

水桶
（或脸盆）

签字笔

做法

1. 将洋葱皮倒入
锅中煮半个小
时，让皮充分
出色。

2. 将胚布充分搓
揉去浆。

3. 扎染：用免洗筷
尖抵住布面中心
点，将整块布包
覆住筷身后，用
橡皮筋分2～3
段扎紧。

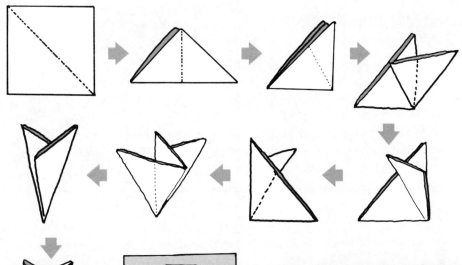

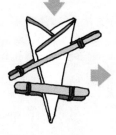 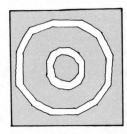

4. 夹染：折叠步骤见图，折叠好后用两根棒冰棍夹住布面，两头用橡皮筋缠紧即可。可夹两列，并自行决定夹的角度（因角度不同会染出不同造型）。

5. 将设计好的布用签字笔在角落处标注记号后，放入染锅煮 30 分钟。

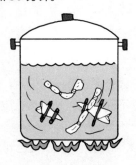

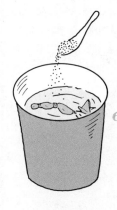

6. 将染好的布放入加盐的冷水中定色。拆开后拧干，欣赏自己的设计。

配套活动

洋葱皮茶

1. 取三颗洋葱的皮洗净。
2. 将皮放入 1000 毫升水中煮滚后再煮 10 分钟。
3. 将皮过滤出后，即可饮用。
4. 血液循环不佳的人可以试试看哦！

小提示

1. 洋葱皮可到市场跟摊贩要哦！
2. 天然染布日晒后会褪色，可再重新染。
3. 可参考姜黄染（见 P39），有不同扎法。

甘薯

根、叶都是健康食材

"甘薯"又称"红薯""地瓜"，是一年四季都能尝得到的好滋味，松软香甜又给人饱足感，是老少咸宜的健康食材。甘薯还被世界卫生组织评选为"十大最佳蔬菜"第一名！

这个曾经陪伴老一辈人度过童年时期的重要农作物，似乎也成了吃苦耐劳的象征，常常勾起人们无限的回忆。

甘薯叶，则是大家熟悉的好蔬菜，好吃且容易栽培，是菜园里不可或缺的首选。可是我们食用的甘薯和甘薯叶，两者品种不一样哦。

认识甘薯

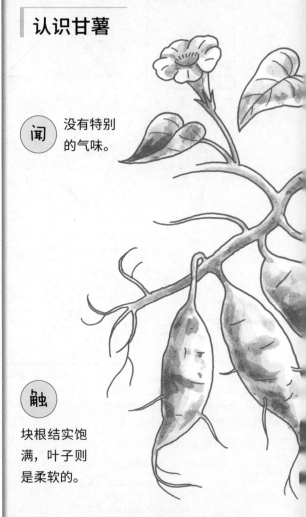

闻 没有特别的气味。

触 块根结实饱满，叶子则是柔软的。

看 块根有各式各样的形状，依照品种有不同颜色。切开后，皮和肉也呈现不同的颜色。叶子呈心形或掌形，折断处会流出白色乳汁。

小提示

1. 过度浇水或积水，容易发霉腐烂或叶子发黄。
2. 怕低温，低温会让叶子枯萎。

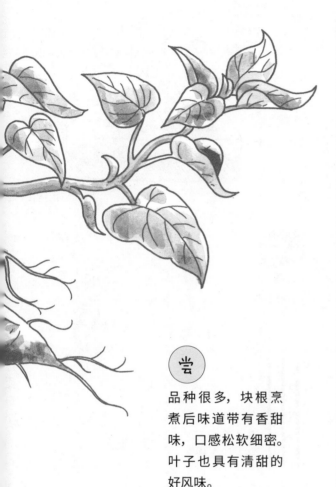

尝

品种很多，块根烹煮后味道带有香甜味，口感松软细密。叶子也具有清甜的好风味。

甘薯种类

甘薯种类非常多，有黄肉甘薯、红肉甘薯等。黄肉甘薯常用来煮姜汤，而烤甘薯就要选红肉甘薯了。

而挑选甘薯则要看外形：表面平滑，没有凹洞，而且须根不要太多。

如何照顾？

甘薯一年四季都可种植，不过以秋冬为主要产季，对土质不太挑，但排水性佳的沙质土壤较好，虫害也较少。而甘薯叶则是一年四季都可种植的入门蔬菜，但冬天生长较缓慢。

吃根和吃叶的品种不一样，根好吃的，叶子不一定好吃；反过来，叶子好吃的品种，长出来的甘薯可能会很小，不好吃。

不论种甘薯还是种甘薯叶，都以扦插为主。

甘薯扦插

① 先让甘薯长枝藤。
② 将甘薯藤剪下，每段约30厘米，平插入土中，露出上端约10厘米枝叶。
③ 土干再浇水即可。
④ 约三个月后采收。

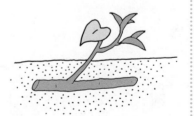

甘薯叶扦插

① 去菜市场买甘薯叶。
② 如果觉得好吃，可留下茎。
③ 扦插入土，即可生长。

自制可爱有趣的甘薯娃娃船

营养丰富且具有文化代表性的甘薯不仅好吃，还可作为室内绿色植物，深具观赏价值哦！

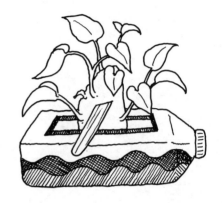

材料、工具

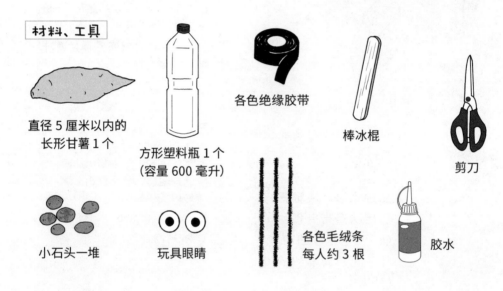

直径 5 厘米以内的长形甘薯 1 个

方形塑料瓶 1 个（容量 600 毫升）

各色绝缘胶带

棒冰棍

剪刀

小石头一堆

玩具眼睛

各色毛绒条每人约 3 根

胶水

做法

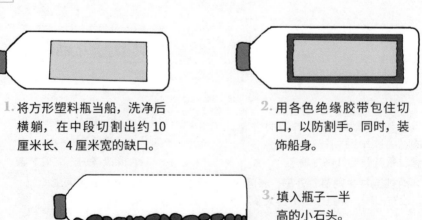

1. 将方形塑料瓶当船，洗净后横躺，在中段切割出约 10 厘米长、4 厘米宽的缺口。

2. 用各色绝缘胶带包住切口，以防割手。同时，装饰船身。

3. 填入瓶子一半高的小石头。

4. 加水，高过石头。

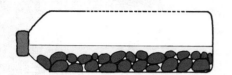

5. 将玩具眼睛粘在长形甘薯上，并用毛绒条做表情和造型。

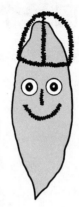

6. 将棒冰棍斜剪成两段，插入娃娃两侧，当作船桨，再将娃娃放入船里坐好，就可以出航喽！

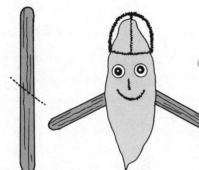

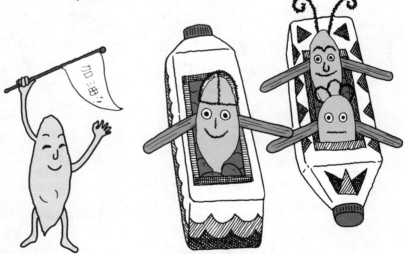

小提示

1. 如果洞较大，也可放两个长形甘薯娃娃进去。
2. 可以等到甘薯冒出芽再加水，高过石头。
3. 长出叶子后就要移到有阳光处，才可长得更好。
4. 如果要种甘薯，可以等枝叶超过30厘米后，剪下扦插。

一口一个甘薯小丸子

甘薯富含营养和膳食纤维，又有饱腹感，制作成小丸子，模样可爱又健康好吃，保证大人小孩都会爱上它。

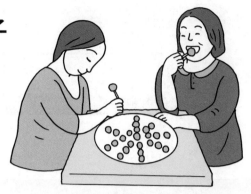

材料、工具

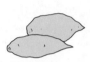

甘薯2个

蜂蜜

肉桂粉

初榨椰子油

盐

钢盆

大盘子

擀面杖

茶匙　大茶匙

做法

1. 将甘薯蒸或烤熟。
2. 将蒸或烤好的甘薯去皮放入钢盆中，倒入1茶匙椰子油、1茶匙蜂蜜、1茶匙肉桂粉和少许盐。

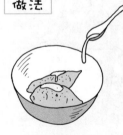

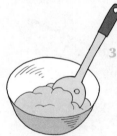

3. 用擀面杖或大茶匙将以上材料充分拌匀并捣成泥。

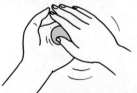

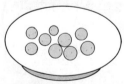

4. 将甘薯泥搓成小丸子形状后放置在盘上，装饰后即可食用。

小提示

1. 也可加入果干或坚果，增加口感和风味。
2. 请趁新鲜尽快食用完毕。

配套活动

甘薯煎饼

1. 将一个甘薯削皮后刨丝。

2. 在甘薯丝中打入1个鸡蛋，倒入1杯面粉和半杯水，加入适量盐和黑胡椒调味，充分拌匀。

3. 将面糊倒入热好油的平底锅中，煎到两面金黄，边缘微焦，即可食用。

天凉降温，
煮一碗驱寒的甘薯姜汤

碰上天凉，或流行感冒、身体不适时，不妨用甘薯和姜煮个"甘薯姜汤"，为身体取暖！

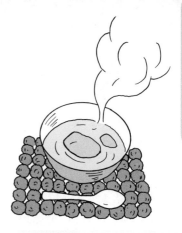

材料、工具

甘薯1个　　　老姜1块　　　黑糖

菜刀　　　切菜板　　　煤气灶　　　汤锅

做法

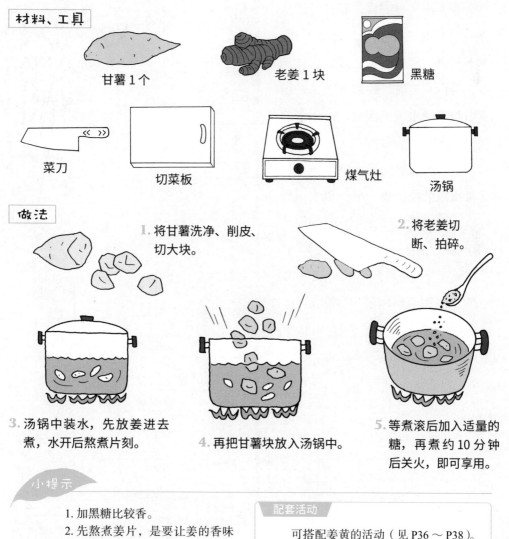

1. 将甘薯洗净、削皮、切大块。

2. 将老姜切断、拍碎。

3. 汤锅中装水，先放姜进去煮，水开后熬煮片刻。

4. 再把甘薯块放入汤锅中。

5. 等煮滚后加入适量的糖，再煮约10分钟后关火，即可享用。

小提示

1. 加黑糖比较香。

2. 先熬煮姜片，是要让姜的香味充分释放出来。

3. 起锅前可以加微量盐，以解腻。

配套活动

可搭配姜黄的活动（见 P36 ～ P38）。

白萝卜

冬日的好彩头

"冬天萝卜赛人参"，这个台湾俗称"菜头"的白萝卜是冬日餐桌上的主角之一，不但白胖讨喜、富含营养，价钱也不贵，而且是许多传统美食的主要食材，如萝卜糕、萝卜丝饼、萝卜泡菜、萝卜排骨汤等。俗称"菜脯"的萝卜干则是由萝卜盐渍脱水风干而成，运用于料理中，可以增添风味。

在节庆祈福的场合，萝卜也是常常出现的象征物，所以萝卜不但好吃，而且是充满文化意蕴的园艺治疗植物大使！

元宵节乃是萝卜产季，做个"萝卜灯"，煮锅"萝卜汤"，都很应景。

认识白萝卜

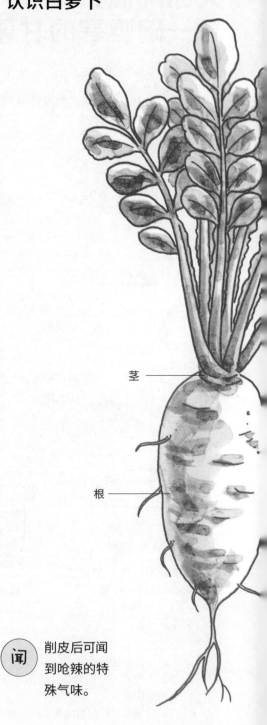

茎

根

闻　削皮后可闻到呛辣的特殊气味。

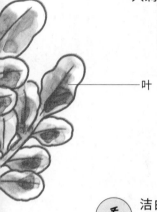

尝 生吃时辛辣中带着甜味，吃起来又脆又多汁，煮熟后则只剩下甘甜味。

——叶

看 洁白膨大的是根，根的上头有短短的茎，接着就是浓绿直挺的叶子。

触 根部有重量，表面光滑，但要小心叶子有刺。

小提示

1. 种植前要把土整平，若是土质太硬或有石头，可能会长成畸形或分叉。
2. 要选择排水良好的土壤。
3. 纹白蝶喜欢产卵在十字花科的植物上，所以需要常常抓虫。
4. 持续培土，不要让植株倒下来。

如何照顾？

以种子为主要繁殖方法。通常是九月播种，十月定植，视品种而定，约四十到八十天可采收。播种前培养土宜保持湿润和平整，以排水性好的土为佳。以点播方式播种，要注意留下足够生长的间隔。此外，十字花科植物的虫害多，要注意抓虫。

点播

① 将种子放入平整且湿润的土壤中，洞的深度约为种子的三倍，每个洞约放两到三颗种子。

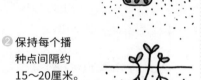

② 保持每个播种点间隔约15～20厘米。

③ 当芽长出叶子后，即可拔除多余的，只留两株。

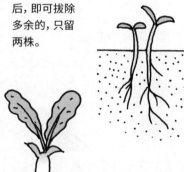

④ 等长出较多叶子后，再拔除较弱的一株，只留下一株继续生长。

元宵节，提一盏
白萝卜灯笼去玩吧

正月十五元宵节，用当季的白萝卜来制作有特色且环保的灯笼，挖出来的萝卜还可以煮汤喝。

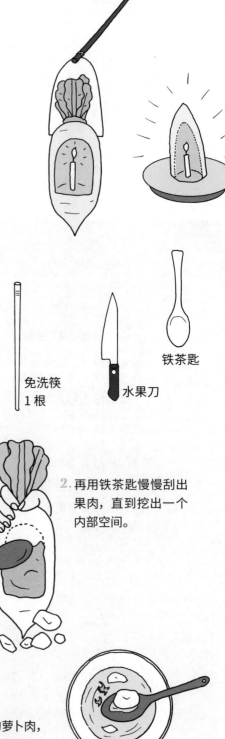

材料、工具

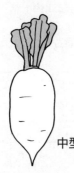

中型粗胖白萝卜1个

铁丝一段
约60厘米

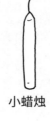

小蜡烛

免洗筷
1根

水果刀

铁茶匙

做法

1. 先用水果刀在萝卜上
   划出一个窗形的口。

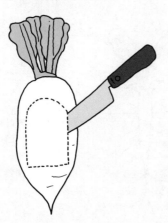

2. 再用铁茶匙慢慢刮出
   果肉，直到挖出一个
   内部空间。

3. 挖下来的萝卜肉，
   可留下来煮汤。

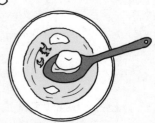

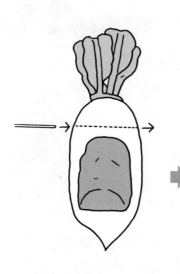

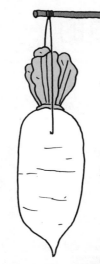

4. 将铁丝穿过上端并打结，绕在免洗筷上。

5. 在挖出的空间内放入蜡烛，点上火，就可以提灯笼出门了。

配套活动

萝卜汤

1. 挖出来的肉，削皮切块。

2. 和姜片一起放入冷水中煮滚后再煮约 15 分钟，直到可以用筷子轻易穿透。调味后，即可食用。

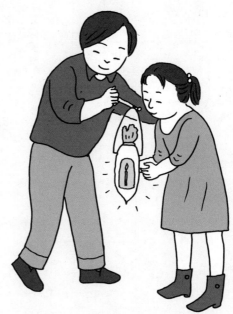

小提示

1. 要是觉得水果刀危险，也可以用铁茶匙代替。

2. 挖下来的萝卜别浪费，可当作食材，煮个萝卜汤。

3. 如买到长形萝卜，可先对切，做成两个萝卜灯。

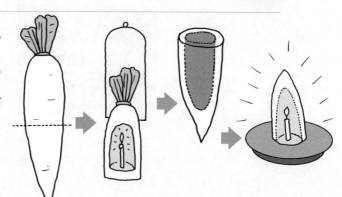

自制酸甜爽口的萝卜泡菜

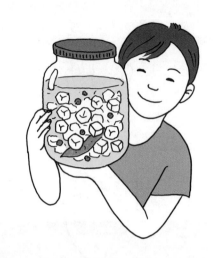

白萝卜富含维生素C，最好的保存方式就是制作成酸甜爽口的泡菜，简单又开胃。

材料、工具

盐

糖

花椒

糯米醋

中型白萝卜1个

辣椒

水果刀

切菜板

削皮刀

消过毒的玻璃瓶

碗

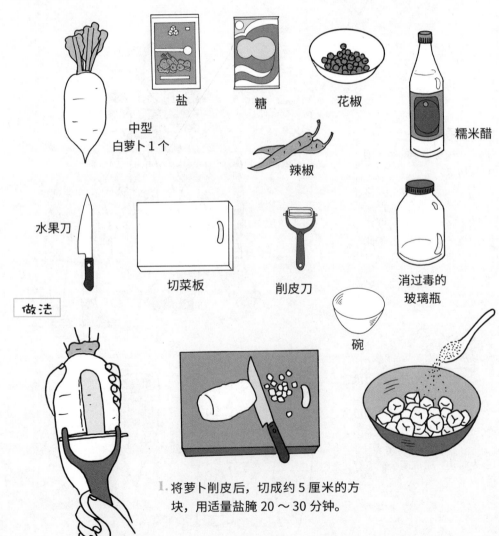

做法

1. 将萝卜削皮后，切成约5厘米的方块，用适量盐腌20～30分钟。

2. 用开水洗净后，将萝卜块放入玻璃瓶中，依个人口味放入适量的糖和醋（比例约为1：2），以及辣椒或花椒。

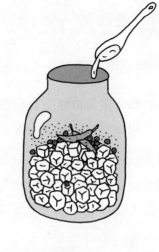

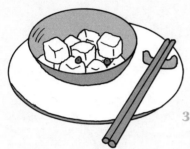

3. 静置一个晚上即可享用。

配套活动

萝卜丝饼

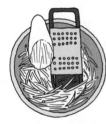

1. 将萝卜刨丝后，加入适量盐、胡椒、香油或其他喜欢的香料进行调味，做成馅料。

2. 往中筋面粉中倒入一杯开水烫面后，再加入冷水揉制成面团。

3. 取一小团面团，压平撑开，包进馅料，制成馅饼。

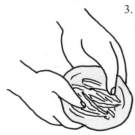

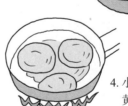

4. 小火煎到表面金黄，即可享用。

小提示

1. 吃不完要记得冷藏，尽量两个月内食用完毕。
2. 如果是有机萝卜，削下来的皮也可腌制。
3. 大头菜和菜心也很适合腌制泡菜。

蒜头

又呛又辣的植物保镖

照顾植物、参与植物生命历程是园艺治疗很重要的一环，而蔬菜又是植物中最容易栽种的，且能在最短时间内让学员获得成就感和共鸣，因此蔬菜栽种成了春、秋播种季节的重头戏。

每逢台湾两大播种季节——春、秋两季，我们就会派出蒜头、青葱、红葱头等保镖上场，保护青菜以免被虫吃掉。因为这些植物散发出的特殊、浓烈的气味，菜虫闻了都要退避三舍。

而蒜头算是厨房中的主角之一，总是让人食欲大增。对于嗅觉和味觉较不灵敏的人群，蒜头更是提供了绝佳的感官刺激！

认识蒜头

闻 又呛又辣的气味，熏得人流出眼泪来。

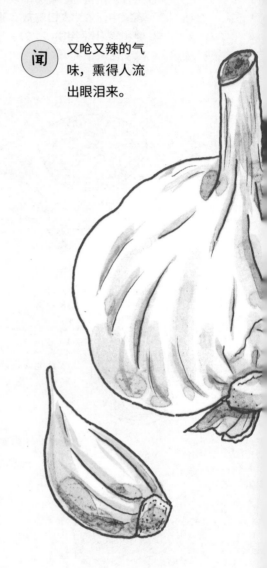

看 台湾本土种的蒜整棵呈白色水滴状，而像柑橘一样扁平的蒜是从大陆等地来的优质品种。

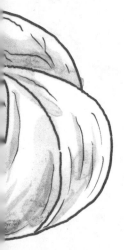

 轻轻咬一口，有刺激性的气味从舌尖慢慢蔓延开来。

听 把蒜放在小盆子里轻轻摇晃，仔细听它的声音。

触 将大蒜一瓣一瓣剥下，是很好的手指运动。

 尝

本土品种 VS 外来品种

① **看形状**：本土品种像莲雾，外来品种像茂谷柑。
② **看蒜梗**：本土品种是实心，外来品种是空心。
③ **看蒜瓣**：本土品种剥皮后的蒜瓣较细长，外来品种则较圆钝。
④ **看根基盘**：本土品种基盘较凹凸，外来品种则十分平整。

本土品种　　　外来品种

如何照顾？

　　大蒜喜好冷凉，不耐炎热，适合秋季栽种。可到菜市场购买大蒜，播种前先分瓣但不脱膜，以蒜瓣进行无性繁殖。大蒜喜欢疏松、排水好的土壤。幼苗时期要注意保持土壤湿润，生长期可多给予养分及水分，在采收前要控制给水，水分太多容易腐烂。

　　生长期间，叶片（蒜苗）可一直采收食用，直至采收至地下鳞茎（大蒜）萎缩，就可功成身退了。

　　通常自己种的大蒜会比市场上的小，但采收时会充满惊喜哦！

　　※ 作为防虫保镖，大蒜当然要种在蔬菜的外围！

具有杀菌功能的大蒜泡脚水

大蒜含有的蒜素，具有杀菌和驱虫功能。但那呛辣味却让人退避三舍。若想去掉刺激气味而仍保有大蒜功能，则可以做大蒜水。

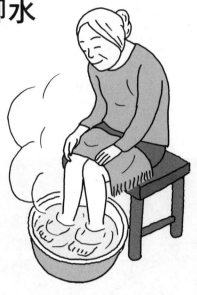

材料、工具

新鲜蒜头

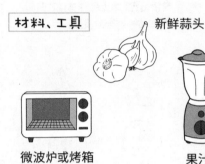

微波炉或烤箱　　　果汁机

喷壶

做法

1. 将剥完皮且保持完整（不可以切碎或研磨捣碎）的六瓣蒜头，直接放入微波炉（或烤箱）以中强火加热 1～3 分钟。

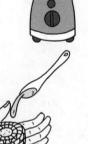

2. 取出加热后的蒜头（以手指轻压，感觉变软才行），放入果汁机，加入 200 毫升的水，打 1 分钟，就成了"大蒜水"。

3. 可将大蒜水倒入热水中泡脚，既可取暖又可杀菌。

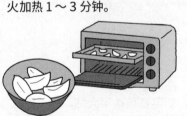

4. 在沐浴乳中滴几滴大蒜水，可加强杀菌效果，达到护肤的目的。

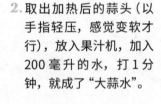

5. 加水稀释，用在植物上，便成了"驱虫液"。

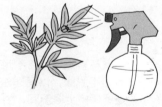

小提示

1. 加热能有效减少蒜味，用微波炉或烤箱只能去除 70%。若还是觉得气味太强，可加入少许姜汁或柠檬汁，或者放入喜爱的植物精油。

2. 切勿喷到眼睛里或皮肤上，以免引起不适。

3. 不用时，冷藏存放。

蒜头配奶油，
令人食欲大增的味觉刺激

蒜头是厨房中的主角之一，料理有了它，总是让人食欲大增。那又呛又辣的味道，正提供了绝佳的感官刺激。

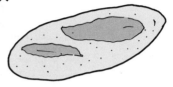

材料、工具

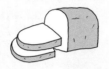
吐司

切菜板

新鲜蒜头

盐

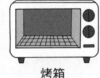
烤箱

绞蒜器

菜刀

无盐奶油

做法

1. 将蒜粒剥皮、切碎（可用刀面拍碎去皮后再切碎或削皮后用绞蒜器绞碎）。

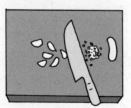

2. 将蒜末和奶油搅拌均匀，加入些许盐调味。

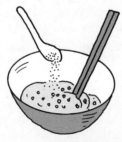

3. 涂抹在面包上，放入烤箱，温度180℃，烤3分钟，就完成了！

小提示

1. 若因手部功能障碍无法握刀，可用食物料理机、果汁机或绞蒜器代替。

2. 奶油和蒜头的比例可依个人口味调整，也可加入黑胡椒调味。

3. 奶油热量高，切勿多食。

配套活动

蒜头辣椒意大利面

1. 小火煎炒已被切成末的蒜头和辣椒干，直到蒜末微微金黄。

2. 加入煮熟的意大利面煎炒，也可起锅前加入罗勒，用盐调味后，即可食用。

青葱

健康好滋味

　　长长绿绿的葱，到了婆婆或妈妈的手上就是聊不完的厨房经；到了小朋友的手上，就变成了好玩的宝剑、鞭子或彩带。

　　葱特别适合在春、秋两季播种。除了和蒜头一样可以作为防虫的植物外，葱对于季节性的感冒或过敏性鼻炎，也有着保健作用。当然，葱还可以用于烹煮健康、好吃的料理，令人食欲大增！

认识青葱

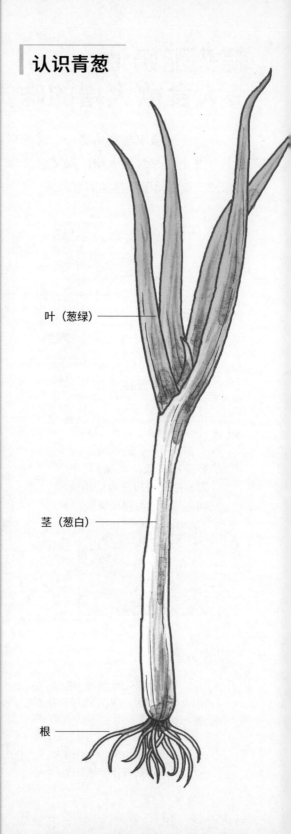

叶（葱绿）

茎（葱白）

根

闻　可闻到强烈的特殊呛味。

看　细细的须状部分是根，结实的葱白部分是茎，葱绿部分则是叶。

尝　生吃时呛辣中带些许甜味，煮熟后呛味会减少。

触　葱白部分较结实，葱绿部分软而中空。

如何照顾？

　　葱几乎四季可种植，春秋最适宜。农历正月采收，风味最佳。种在菜园外围，可当作挡虫的植物。葱如果由分株法繁殖，约90天可采收；但用种子繁殖则需270天，因此大多用分株法繁殖。

分株法

① 将土培成一行行的土埂。

② 切下可食用部分，留6～10厘米长的葱白和根，即母株。

③ 将母株扦插至土中。

④ 相邻两棵的间距约和拇指与食指张开的距离一致，约15厘米。

⑤ 约90天即可采收。

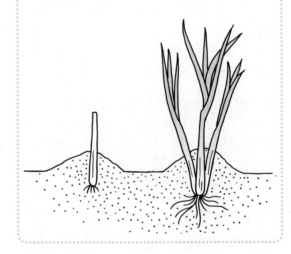

小提示

1. 栽种时，需注意土壤排水性，葱怕泡水，易烂根。
2. 需要全日照。
3. 持续培土，不要让植株倒下来。

受寒流鼻涕，喝杯暖暖的葱白水

中式菜肴中常见的葱，其实也是一味中药，有祛风散热之效。天气转凉，有点受寒流鼻涕时，切下葱白煮一碗葱白水，可以为你暖身。

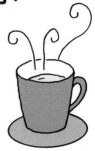

材料、工具

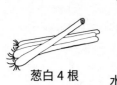
葱白 4 根

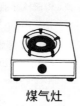
水 500 毫升

煤气灶

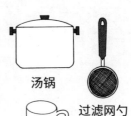
汤锅

耐热杯

过滤网勺

切菜板

水果刀

做法

1. 将 4 根葱白切碎。

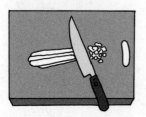

2. 水煮滚后，放入葱白碎煮 1 分钟。

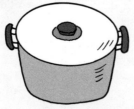

3. 关火加盖再焖 1 分钟，用过滤网勺捞起葱白，趁热饮用。

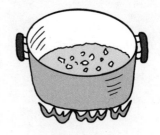

配套活动

葱饼

　　1. 将剩下的葱绿部分切碎。

　　2. 放入油和盐调味。

　　3. 将两片水饺皮分别擀成长片状。一片铺上葱花后，盖上另一片，再擀一次。

　　4. 放入少许油煎至金黄半透明，即可食用。

小提示

1. 葱白含有的精油易挥发，不可久煮。
2. 葱对于视力和流鼻涕问题有一定的保健作用。
3. 若想更好喝，可加入红枣和枸杞。
4. 加上姜、红糖，便成了"生姜葱白红糖饮"。

来一碗葱花小米粥

天气寒冷，呼吸道不畅通，可以借用青葱的刺激性，在热腾腾的小米粥里放入青葱，胃一暖，全身就都暖了。一根葱，把葱白切下来煮葱白饮，而上端的青绿葱叶就可用来煮碗葱花小米粥了。

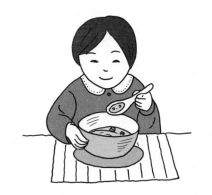

材料、工具

青葱

大米　　小米　　盐

碗

剪刀

电饭煲

做法

1. 大米和小米以 3 : 1 的比例煮成粥。（米、水比例为 1 : 7）

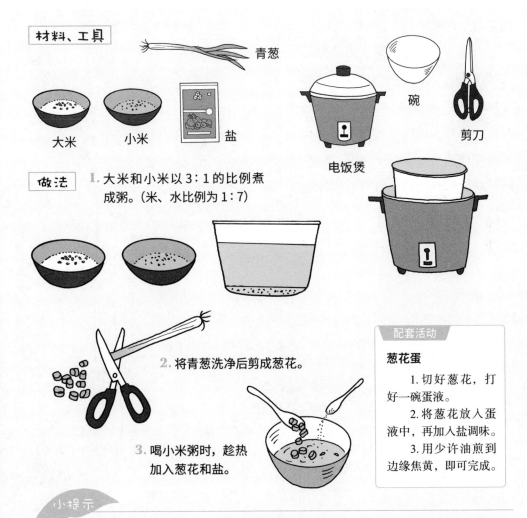

2. 将青葱洗净后剪成葱花。

3. 喝小米粥时，趁热加入葱花和盐。

配套活动

葱花蛋

1. 切好葱花，打好一碗蛋液。

2. 将葱花放入蛋液中，再加入盐调味。

3. 用少许油煎到边缘焦黄，即可完成。

小提示

1. 青葱种植很容易上手，可做的料理很多，是园艺治疗蔬菜种植的首选之一。
2. 也可趁热打入一个生鸡蛋，搅拌均匀，变成"鸡蛋葱花小米粥"。

红葱头

风靡台湾的老滋味

红葱头因外皮是红色而得名，是可快速采收、产量高又少虫害的优良蔬菜。因味道虫子不爱，红葱头便成了重要的挡虫植物。在怕虫的菜苗旁，可种上红葱头加以保护。

台湾人喜欢将红葱头做成拌香的"油葱酥"，许多家喻户晓的著名小吃，如卤肉饭等，都少不了它。其实，红葱头的叶子"珠葱"也是很好吃的蔬菜，像极了青葱，但呛味较淡，怕葱味的人可考虑用珠葱替代。

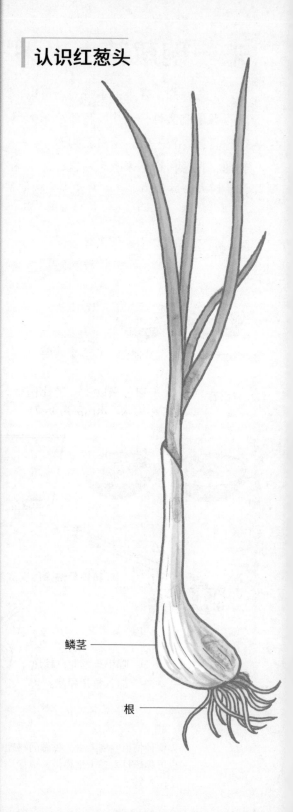

认识红葱头

鳞茎 ——

根 ——

生吃有少许辛辣味,
带点甜味。

如何照顾?

　　红葱头的学名叫
"火葱"或"分葱",其
实是洋葱的变种,一年
四季皆可以鳞茎繁殖,
是很好的入门蔬菜栽
培植物。

触 鳞茎厚实饱满,容易
剥下。叶片软脆,容
易折断。

穴植
① 半日照到全日照的环境。
② 将分瓣好的红葱头,尖头朝上、膨大底
部朝下埋进土里,只露出一点尖头。
③ 间距约与拇指和食指张开的距离一致。
④ 约一个月即可采收,从基部剪下,会继
续生长。

看 鳞茎外皮为赭红色,
剥开后是紫红色。长
成珠葱后,嫩绿丛生
的细长叶片和底下白色
膨大的基部形成对比。

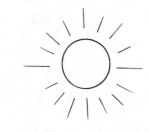

闻 削皮后可闻到特殊
香气。

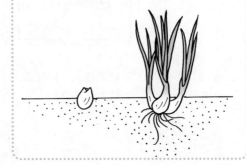

小提示

1. 因虫子不喜欢红葱头的味道,可将红葱头种在怕虫的蔬菜外围当作忌避植物。
2. 每两天浇一次水。

超下饭的珠葱炒蛋

珠葱长约20厘米就可以采摘了。如果想要多次食用，可以从底部剪下，让珠葱继续长；如果想吃葱白，可以直接揪下来。由于珠葱叶一揪就断，因此揪珠葱成了复健精细动作的好活动。珠葱香甜清爽的味道，总能让人食欲大增。

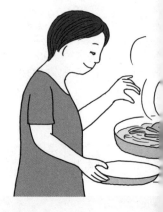

材料、工具

盐

油

煤气灶

平底锅

锅铲

水果刀

盆栽珠葱

鸡蛋

碗

切菜板

做法

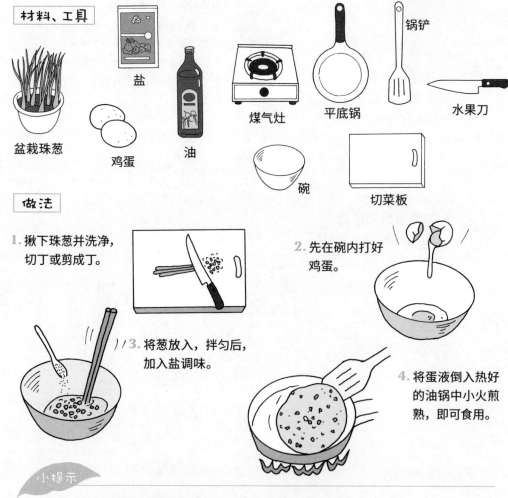

1. 揪下珠葱并洗净，切丁或剪成丁。

2. 先在碗内打好鸡蛋。

3. 将葱放入，拌匀后，加入盐调味。

4. 将蛋液倒入热好的油锅中小火煎熟，即可食用。

小提示

1. 处理红葱头时可能会刺激泪腺分泌，用清水轻拭眼睛即可。
2. 揪珠葱是很好的精细动作复健活动。

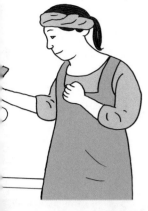

味道独特的红葱头夹心饼干

红葱头是很有趣的香料，不管是咸的或是甜的，味道都很好！搭配沙拉酱更具有独特的混搭风味，会带给我们不同的味觉刺激。

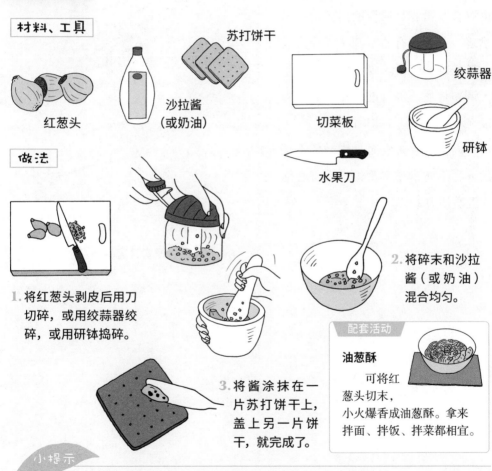

材料、工具

红葱头

沙拉酱（或奶油）

苏打饼干

切菜板

水果刀

绞蒜器

研钵

做法

1. 将红葱头剥皮后用刀切碎，或用绞蒜器绞碎，或用研钵捣碎。

2. 将碎末和沙拉酱（或奶油）混合均匀。

3. 将酱涂抹在一片苏打饼干上，盖上另一片饼干，就完成了。

配套活动

油葱酥

可将红葱头切末，小火爆香成油葱酥。拿来拌面、拌饭、拌菜都相宜。

小提示

1. 处理红葱头时可能会刺激泪腺分泌，用清水轻拭眼睛即可。

2. 奶油可以自己制作（见 P84）。

3. 不想吃沙拉酱的人可在切碎的红葱头中加入适量的糖，也可加入一些坚果碎或莓果，搭配饼干或吐司吃。

姜

地下的暖身食材

气温越来越低的时候，就该姜登场了。

厨房有三宝：葱、姜、蒜。每个家庭的厨房里几乎都会有姜，姜可以算是最容易取得的园艺治疗植物之一。它特有的辛辣味，让人咬一口精神都来了。姜不但可以在夏天调整体质、健胃助消化，而且可以在冬天舒缓身体冰冷的感觉。

因久卧或久坐而身体循环不佳的人，不妨请姜来帮忙，为身心注入温暖活力。

认识姜

 削皮后可闻到呛辣的特殊香气。

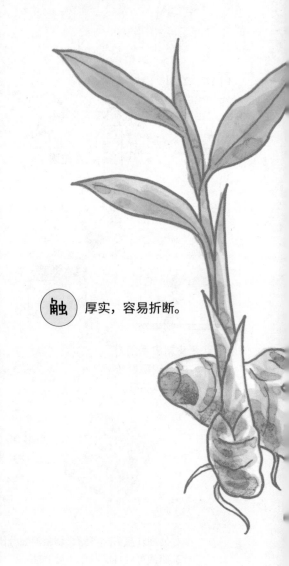

触 厚实，容易折断。

看 我们吃的姜属于"根茎"，下面的须才是根。依照成熟度，姜可分为嫩姜（约六个月大）、粉姜（约八个月大）和老姜（一年以上），姜越老，节的纹路就越清楚。

尝 根生吃有强烈辛辣味，越老越辣。

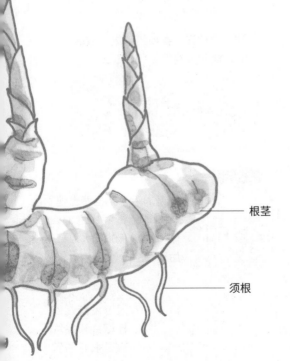

—— 根茎

—— 须根

如何照顾？

姜是阴性植物，不喜欢太热或阳光直射，所以很适合在家中窗台上栽种。

夏末到中秋期间出产的是嫩姜，带着淡红色鳞片。深秋到入冬则是粉姜和老姜的采收时节。

① 可先放置于温室，等芽点冒芽约10厘米后，再种。

② 选择排水性佳的土壤。

③ 挖一个浅坑，折下一截姜，平放在坑中，覆上土，露出姜芽来。

④ 等长出叶子后，需每两天浇一次水。

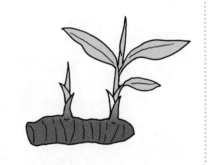

小提示

1. 因为姜比较消耗土地生产能力，所以最好采取轮耕的方式，隔一年种一次。

2. 若土壤积水，则姜易得软腐病。

滋补身体的黑糖柠檬姜

姜是辣的，柠檬是酸的，黑糖是甜的，三种东西都是对身体很好的补品，混合在一起制作成半发酵的液体，风味十足又滋补身体。

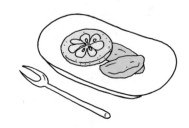

 黑糖 300 克

柠檬

姜 200 克　　切菜板　　电子秤　　水果刀

消过毒的 2 升容量的透明玻璃瓶

做法

1. 将柠檬和姜洗净、擦干，切薄片。

2. 依次将柠檬、姜和黑糖放入玻璃瓶，比例大约为 1 : 1 : 1.5。

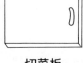
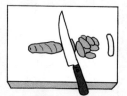

3. 将玻璃瓶放在阴凉处静置两周，请勿摇晃，随时补充黑糖，不让柠檬、姜浮出水面。

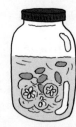

4. 约两周后，会自然出现深咖啡色透明发酵液，可将发酵液以温水稀释后来喝。

 小提示

5. 浸泡发酵过的柠檬片和姜片都是很好的健康零食。

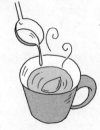

　　1. 两周后移入冰箱延缓发酵，可放置一年以上。

　　2. 柠檬是酸的，姜是辣的，而黑糖是甜的，可一次拥有不同且强烈的味觉刺激。

　　3. 黑糖柠檬姜是冬季的天然健康补品哦！

喝一碗桂圆姜汤，
抵御寒冷天气

天冻身寒时，最好来一碗热腾腾的"桂圆姜汤"。

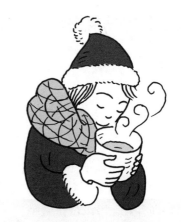

材料、工具

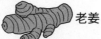 老姜

带壳桂圆　　黑糖　　煤气灶　　汤锅　　菜刀

碗

做法

1. 剥掉桂圆的壳后，再剥下桂圆肉。

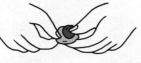

2. 把姜切片或拍碎。

3. 锅中放水，把桂圆和姜放入锅中，用大火煮滚后，加入适量的黑糖，再滚5分钟后，即可享用。

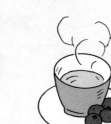

小提示

1. 也可将整颗带壳桂圆稍微敲破后放入锅中煮。
2. 剥壳和剥果肉是很好的精细动作训练。
3. 适合冬季饮用。

配套活动

甘薯姜汤（见 P105）

香料姜奶茶——传统的印度奶茶

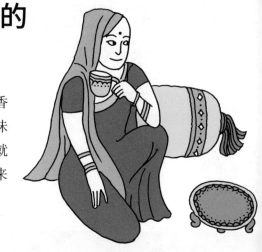

丁香、小豆蔻、肉桂都是温和又温暖的香料，和老姜一起加入奶茶中，可让奶茶的风味充满层次感，带来让人惊艳的味觉刺激。这就是传统的印度奶茶，对于容易手脚冰冷的人来说，特别有效，可以试试看哦！

材料、工具

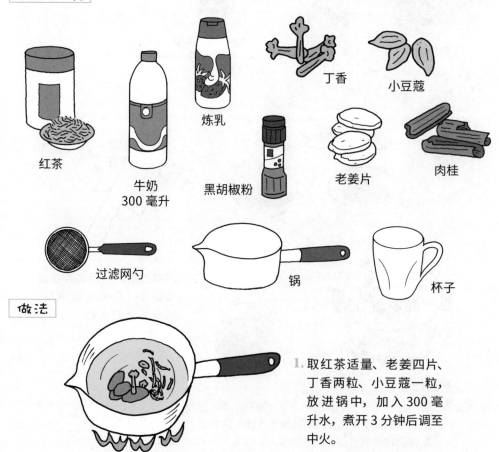

红茶

牛奶 300 毫升

炼乳

黑胡椒粉

丁香

小豆蔻

老姜片

肉桂

过滤网勺

锅

杯子

做法

1. 取红茶适量、老姜四片、丁香两粒、小豆蔻一粒，放进锅中，加入 300 毫升水，煮开 3 分钟后调至中火。

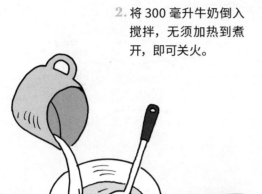

2. 将 300 毫升牛奶倒入搅拌，无须加热到煮开，即可关火。

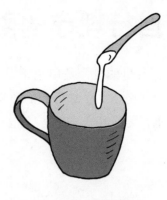

3. 杯内倒入适量的炼乳。

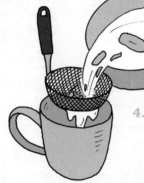

4. 将奶茶用过滤网勺过滤，倒入杯中。

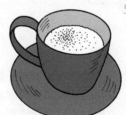

5. 再加上少量肉桂粉、小豆蔻粉和黑胡椒粉，就完成了！

配套活动

麻油姜拌饭

    1. 洗两杯米，煮好一锅米饭备用。

    2. 把约 30 克的姜切成末，或者磨成泥。

    3. 转小火，在平底锅内倒入约 20 毫升的黑麻油，并放入姜末拌炒至冒泡、有香气。

    4. 放入 2 ～ 3 汤匙的盐调味，倒入饭中轻轻搅拌，就完成了！

小提示

    1. 传统印度奶茶是以红茶为基底，加入温和香料和牛奶的保健饮品，可温暖身体，带来活力与生气，最适合冬天饮用。

    2. 若不喜欢甜，也可不用炼乳。若无法取得各种香料，只加肉桂和黑胡椒即可。

    3. 红茶有咖啡因，尽量避免晚上喝。

    4. 不同的辛香料可提供嗅觉和味觉的多元刺激。这些辛香料可在大型超市或卖场购得。

可自行理疗的隔姜灸

针灸里的灸，是用灸条熏穴道，以打通气脉。为了加强灸的效果，还可以通过姜的温热，进行"隔姜灸"。

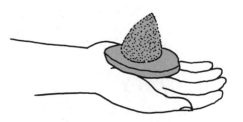

材料、工具

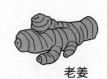

老姜

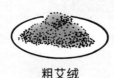

粗艾绒

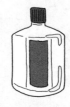

红花油或
紫云膏

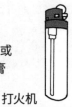

打火机

做法

1. 选较肥厚的老姜，沿着姜的纤维纵向斜切成约1厘米厚的姜片。

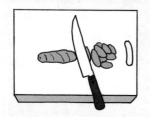

2. 将粗艾绒捏成锥状置于姜片上，点燃后放在穴位上。

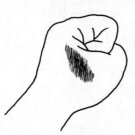

3. 感觉温度过高时，把姜片轻轻拿起一段时间后再放下，直到该部位皮肤泛红即可停止。

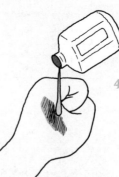

4. 最后在该部位涂上红花油或紫云膏。

小提示

1. 避免对儿童、失智长者、心智障碍者或皮肤病患者使用。
2. 可用在劳宫穴、合谷穴、内关穴等常用的保健穴位。
3. 选用新鲜老姜，不要用干姜或嫩姜。

三个手上常用的万能穴道

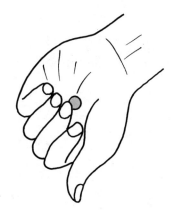

劳宫穴

定位： 在手掌心，握拳屈指时中
　　　指尖处。

功效： 提神醒脑，清心安神，助
　　　睡眠等。

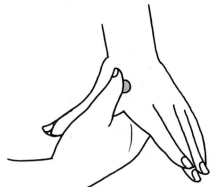
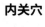

合谷穴

定位： 在手背，第一、第二掌骨间。

功效： 缓解牙痛，祛热疏风，镇静
　　　止痛，通经活经等。

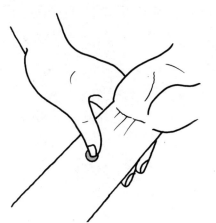

内关穴

定位： 距离手腕横纹约三横指处，
　　　会摸到两条筋，内关穴介于
　　　其间，压迫会有疼痛感。

功效： 消除疲劳，帮助入眠，缓解
　　　胸痛、胸闷，减轻晕车、晕
　　　船症状，减轻疼痛程度等。

香椿

"父亲树"上的好蔬菜

香椿是中国传统中代表父亲的树。到了父亲节，我们就会用有"父亲树"之称的香椿树来象征长寿、健康之意，用以祝福父亲。

香椿树在生活中并不罕见，仔细找找看，说不定街坊邻居就有种植。香椿嫩叶可炒蛋，可做香椿酱；干叶可泡茶，被广泛应用在料理中。再加上它被证实是"抗氧（老）化性"最强的蔬菜，医疗研究也发现它具备各种有益身体健康的成分，这些都为这个"树上蔬菜"加分不少。甚至在某些地方，还将栽种的香椿列为特色农产品。

如果你也喜欢这样的味道，可以考虑在院子里或阳台上找一处阳光充足的角落种下香椿，让家中的餐桌上多一道具有独特风味的美食！

认识香椿

闻　搓揉叶片或枝条，会闻到独特香味。

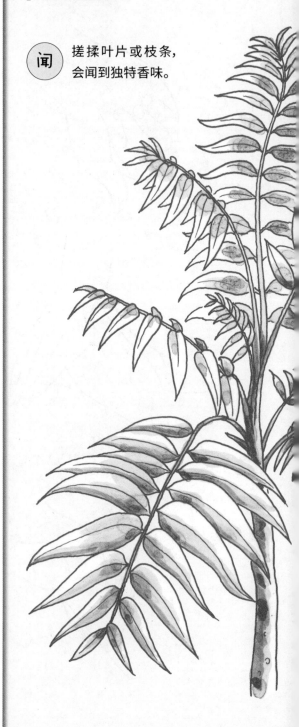

尝起来没有特别强烈的味道。

 叶片柔软，容易拔下。树皮粗糙。

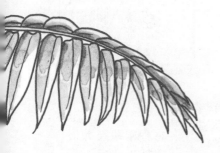 枝条呈螺旋状排列向上生长，长形的翠绿叶片两两对生。刚发出的嫩芽、嫩叶和叶柄呈现紫红色或赭红色。

如何照顾?

香椿是乔木，可以高达25米。种在盆里会限制其高度。三月是抽嫩芽的季节，也是采收的最佳季节。七月是开花的季节。

建议挑选至少半日照的环境来种植。

移植

① 在香椿树旁，常会找到小苗。挑选健康的小苗。

② 将小苗种在适当大小的盆器里，并选择排水性佳的土壤，填入一半。

③ 将苗栽移至盆内后，将土填满，用水浇透。

④ 刚移植完需三天浇一次水，长出新叶后改成一周浇一次。

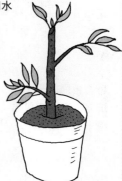

小提示

1. 树冠超过盆器一个手掌大，表明根部已过于拥挤，需要移盆。
2. 不要过度采摘，避免树势太弱。

香椿酱，绝佳的调味品

香椿几乎一年四季皆可采收，生命力旺盛，不但风味独特，而且有很强的抗氧化能力。将嫩叶采摘下来后制作成香椿酱，不仅可以拌饭或面，还可以当成调味品或抹酱，让餐桌上增添更多的风味。

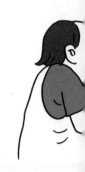

材料、工具

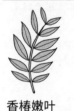
香椿嫩叶

初榨橄榄油

厨房纸巾（或干净毛巾）

盐

切菜板

水果刀

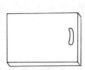
果汁机

玻璃瓶

做法

1. 将香椿嫩叶摘下后洗净，用厨房纸巾或干净毛巾擦干。

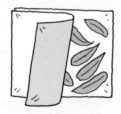

2. 将叶子剪碎或切碎。

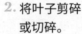

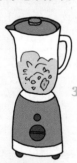

3. 将橄榄油和碎叶放入果汁机中打碎，加盐调味。

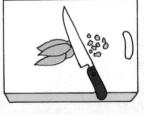

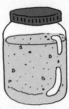

4. 将香椿酱装入玻璃瓶中，放入冷冻室保存。

小提示

1. 有些人不喜欢香椿的独特香味，不必勉强。
2. 橄榄油也可换成香油或其他种类的油。
3. 为了便于保存，以及让果汁机顺利搅动，油的分量不能太少，至少要盖过叶子。
4. 可以拌面、拌饭或凉拌豆腐。
5. 也可加入少许乌醋和花椒调味。

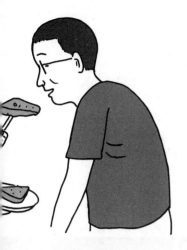

煎一锅香椿蛋饼

香椿和蛋是绝佳的搭配，不但可以制作蛋饼，而且可以用于炒饭或作为水饺馅料等。

材料、工具

香椿嫩叶

蛋

初榨橄榄油

盐

中筋面粉

切菜板

钢盆

平底锅

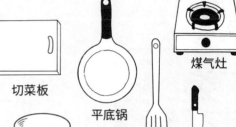
煤气灶

锅铲

水果刀

做法

1. 将摘洗的嫩香椿叶切碎。

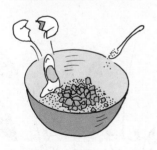

2. 将蛋、香椿嫩叶、中筋面粉和适量的水、盐，倒进钢盆中搅拌均匀，呈浓稠状面糊。

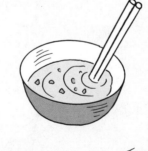

3. 在锅内加入适量的油，趁热锅时倒入面糊，煎至表面微焦，就完成了。

小提示

1. 香椿因为有浓烈味道，不要放太多。
2. 搅拌面糊时，不方便抓握的人，可使用擀面杖或适当工具搅动面糊。小朋友适合用手搅动，以丰富触觉经验。

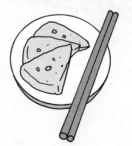

健康长寿的"父亲树"

在中国，"椿萱"代表父母：椿就是香椿树，代表父亲；萱是金针，是母亲花。父亲节时，不妨就用香椿叶来做一棵树，送给父亲吧。

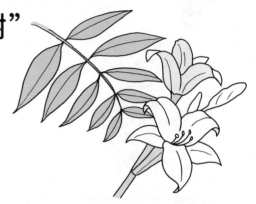

材料、工具

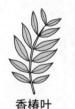
香椿叶约10片

A4 咖啡色粉彩纸

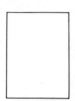
A4 图画纸

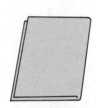
全开浅蓝壁报纸

白胶

彩色笔

剪刀

做法

1. 用咖啡色粉彩纸剪出数条纸条。

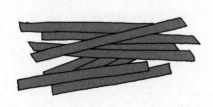

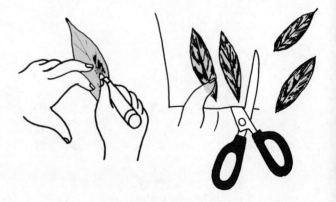

2. 在图画纸上，用彩色笔拓出各色香椿叶，并剪下来。

3. 在浅蓝壁报纸上，
用咖啡色纸条拼成
一棵树。

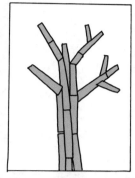
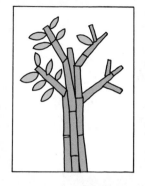
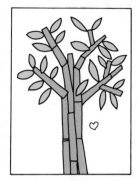

4. 在树上，装点拓好的香椿叶。

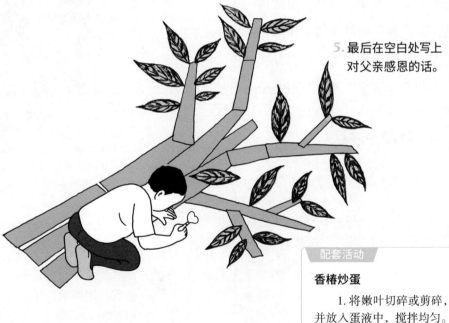

5. 最后在空白处写上
对父亲感恩的话。

配套活动

香椿炒蛋

　　1. 将嫩叶切碎或剪碎，
并放入蛋液中，搅拌均匀。
　　2. 加盐或酱油调味。
　　3. 加油热锅，炒蛋。

小提示

　　1. 要叶拓的香椿叶，要选老叶，叶脉较清楚。
　　2. 叶拓要拓在叶背上。
　　3. 非常适合一组人合作，大家合贴出一棵树，再为树贴上叶子，并写上每个人祝福
的话。
　　4. 香椿嫩叶可以拿来炒蛋、做香椿酱等（见 P134）；老叶可以晒干，泡香椿茶。

丝瓜

瓜棚下的夏日风味

夏天是丝瓜上场的季节！长满黄花和绿叶，垂挂着丝瓜的瓜棚，凉风徐来，夏日田园中的美好景观就在眼前呈现。

丝瓜甘甜多汁的滋味总能让暑气全消。丝瓜不仅能制作成简单、美味的食物，果实干透后，形成的俗称"菜瓜布"的丝瓜络，也是清洁餐具和身体的好帮手。从瓜藤收集的丝瓜水，还是美容美肤的天然好物。

丝瓜真是好处多！

认识丝瓜

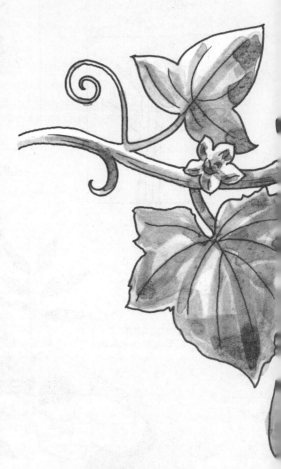

看 形状依照品种有长条状、短筒状、棱角状等。

触 瓜皮粗糙，削皮后，果肉上有黏液，摸起来感觉像在摸肥皂。干掉的丝瓜络较粗并有韧性，蓬松得像海绵。

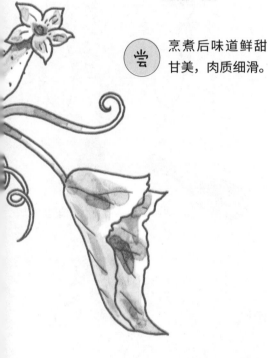

听 干掉的丝瓜里面有黑色的种子，摇晃会有声音。

尝 烹煮后味道鲜甜甘美，肉质细滑。

闻 无论是叶子或瓜果，都有一股丝瓜特有的味道，刮一下表皮，气味会更明显。

小提示

丝瓜容易被昆虫啃食，进而影响口感，可以套袋保护。

如何照顾？

丝瓜是夏季的代表蔬菜之一，通常在春季进行播种或移植。因为是蔓性很强的植物，需要大量日照，以及较大的空间架设棚架。由于夏季生长季常常也是暴雨季节，因此需要注意土壤的排水性。

品种的选择则是依照个人喜好。若要食用，最好在肉质和种皮尚未硬化前采收。

① 可买种子育苗，或直接买苗。
② 挑选健康的小苗。
③ 在棚架的脚旁种下，任其攀爬。
④ 须每天浇水。

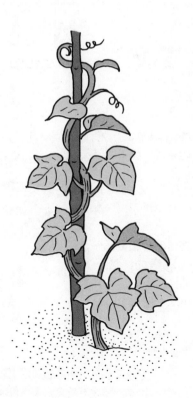

味甜、爽口的丝瓜面线

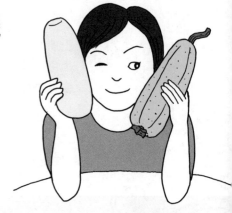

夏天的代表性蔬菜，丝瓜位列其中。丝瓜含水量高，煮出来的汤头，味甜可口。用丝瓜汤浇上面线，便成为夏日最爽口的餐食了。

材料、工具

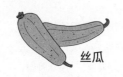
丝瓜

姜

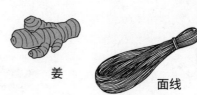
面线

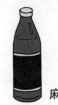
麻油

切菜板

水果刀或刨刀

汤锅

锅铲

煤气灶

做法

1. 丝瓜削皮，切薄片。姜切丝。

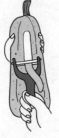

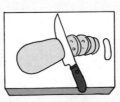

2. 将面线煮熟备用。

3. 将丝瓜片和姜丝一起放进锅内，加上麻油，用小火煮到软烂出水（无须加水）。

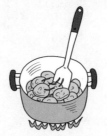

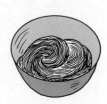

4. 将煮好的丝瓜和面线充分拌匀，即可食用。

小提示

1. 丝瓜表面的粗糙感和削皮后的滑溜感，是很好的触觉体验。
2. 面线通常有咸味，无须再加盐。

煎饼新品种——丝瓜煎饼

香甜滑嫩又多汁的丝瓜只要一根，就可以做出分量足够、外酥内软又风味鲜美的煎饼，简单又好吃。

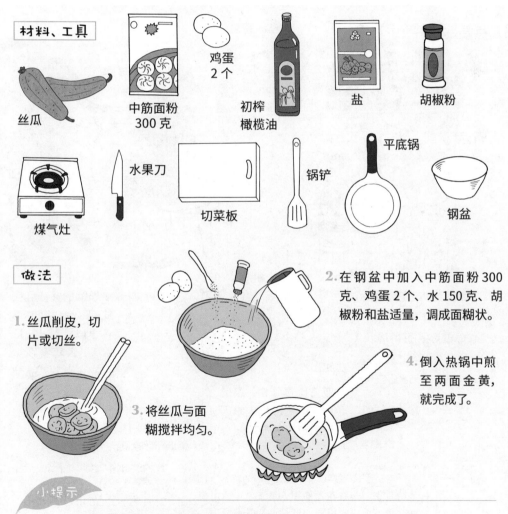

材料、工具

鸡蛋 2 个

丝瓜

中筋面粉 300 克

初榨橄榄油

盐

胡椒粉

煤气灶　水果刀　切菜板　锅铲　平底锅　钢盆

做法

1. 丝瓜削皮，切片或切丝。

2. 在钢盆中加入中筋面粉 300 克、鸡蛋 2 个、水 150 克、胡椒粉和盐适量，调成面糊状。

3. 将丝瓜与面糊搅拌均匀。

4. 倒入热锅中煎至两面金黄，就完成了。

小提示

1. 可尝试比较生丝瓜和熟丝瓜的味觉差异。
2. 可用手搅拌面糊，感受特别的触觉刺激。
3. 食用时务必注意避免烫伤口、舌！

丝瓜捶游戏

只剩下纤维的干燥丝瓜，就是菜市场里常见的菜瓜布（百洁布），属于中药材，可通筋络，被称为"丝瓜络"。长条状的菜瓜布，摸起来有粗糙感，用来打人一点也不痛，被打的人反而有种被按摩的舒服感！偶尔来点刺激竞赛，让自己充满活力吧！

材料、工具

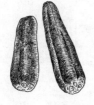

整条菜瓜布2条

小脸盆2个

做法

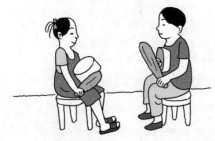

1. 每回合两位选手上台，面对面坐着。

2. 每位选手有菜瓜布1条和小脸盆1个。

3. 双方比赛猜拳，赢的人在最短时间内拿起菜瓜布打对方的头。

4. 猜拳输的人，尽快拿起小脸盆防守，不要被打到，被打中头的人就输了。

5. 输的人下台，换下一位上台。

配套活动

菜瓜布印象画

1. 调配好各色的颜料盆，每盆放置一条菜瓜布。

2. 引导学员在画纸上压印不同颜色的菜瓜布。

3. 分享大家的作品。

小提示

1. 菜瓜布很软，不会有受伤的风险。

2. 患有心脏病、高血压、精神疾病或其他疾病的人，要审慎评估是否适合本游戏。

3. 捉握力不够的人，可绑在手臂上进行。

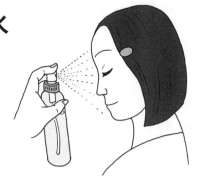

天然化妆水——丝瓜水

丝瓜全身都是宝：新鲜丝瓜做料理，清甜、爽口；干的丝瓜可当菜瓜布；还可采集丝瓜水，做成天然化妆水。

夏末秋初在采完最后一根丝瓜后，便可采集丝瓜水了。

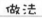 **材料、工具**

宽胶带

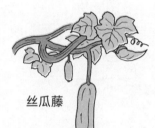

丝瓜藤

酒精

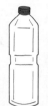

容量为 1200 毫升的塑料瓶数个

做法

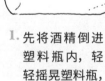

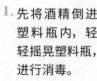

1. 先将酒精倒进塑料瓶内，轻轻摇晃塑料瓶，进行消毒。

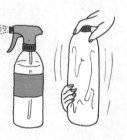

2. 在丝瓜藤离地约 100 厘米处，剪断。

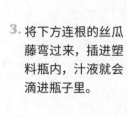

3. 将下方连根的丝瓜藤弯过来，插进塑料瓶内，汁液就会滴进瓶子里。

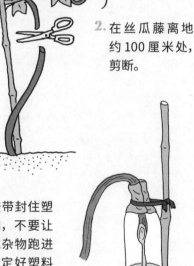

4. 用宽胶带封住塑料瓶口，不要让雨水或杂物跑进去。固定好塑料瓶防止瓶子倒了。

5. 如塑料瓶满了，再换一瓶。静置几天后，过滤杂质，即可使用。

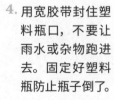

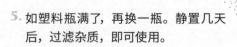

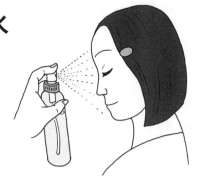

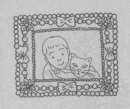

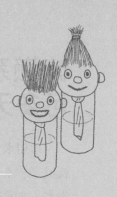

种子篇

种子可说是一个小生命的胚胎，种子发芽，常带来欢欣与期待。跟着种子成长，仿佛参与了一场生命之旅。种子在成长过程中遇到的大自然的挑战，对于我们来说是最好的生态教育。

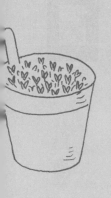

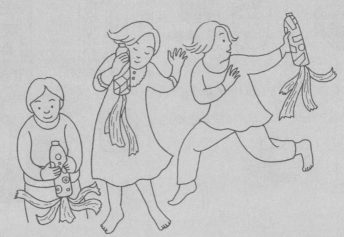

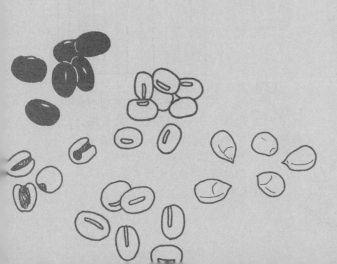

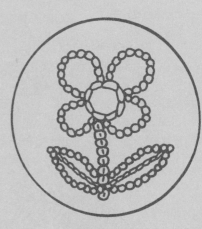

豆子

感官刺激丰富的园艺治疗素材

豆子有红豆、绿豆、黄豆、黑豆等不同颜色品种，不仅有视觉刺激，蒙起眼来摸一摸，你还会发现看起来圆圆的豆子，其实有的长、有的扁，每种豆子的触感都不一样！而用手拿捏豆子，是手部精细动作的最佳训练方式之一。因此，豆子成了容易取得、感官刺激丰富的园艺治疗素材！

容易栽种的各类豆子，也是观察植物成长的最佳对象。春天种下，约两三个月就可收获，可以给栽种者带来很大的成就感。

认识豆子

看 带来红、绿、黄、黑等颜色刺激，红豆、绿豆、黄豆、黑豆再加上芸豆，即可凑成五行五色豆。

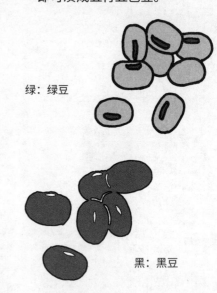

绿：绿豆

黑：黑豆

听 把不同豆子放进塑料瓶或其他容器中摇动，听到的声音会不一样。

五行五色

中医理论讲五行：木、火、土、金、水。这五行对应着不同的颜色和身体的内脏器官：木→青（绿）色→肝，火→赤（红色）→心，土→黄色→脾，金→白色→肺，水→黑色→肾（可参考前言 P7、P206）。

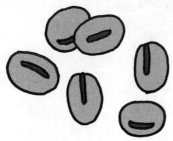

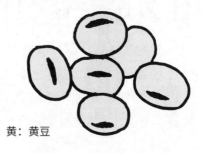

黄：黄豆

红：红豆

 不同的豆子摸起来
手感会不同。

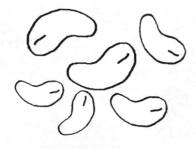

白：芸豆

尝 可育苗，品尝各种
豆子的豆芽味道。

如何照顾？

　　豆子大都为一年生植物，全日照，喜欢温暖、湿润的气候，非常适合本地栽培。立春后播种，每个洞的深度约和指甲的长度一致，每个洞放 3 颗豆子，洞间隔约为拇指、食指张开的长度。只要排水良好，常保土壤湿润，偶尔施肥，大约一个半月就会开花，两个月后开始结果，就可以采收豆子了。

　　黄豆比较特别。绿色豆荚饱满时，采收的豆荚被称为"毛豆"，去荚晒干后便成为黄豆。黄豆选种请尽量使用本土非基因改造品种。

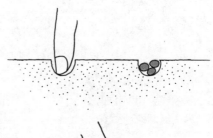

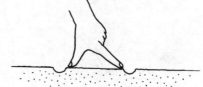

什么是毛豆？什么是黄豆？

剥去煮熟的豆荚，拿着翠绿的毛豆送进嘴巴，这就是最营养的零食了。"呀！毛豆就是黄豆，怎么可能？"别惊讶，毛豆其实就是尚未成熟、硬化的黄豆。

其实种黄豆很简单，在春天种下，只要两三个月就可采收。做出好吃的毛豆料理，能给栽种者带来很大的成就感。

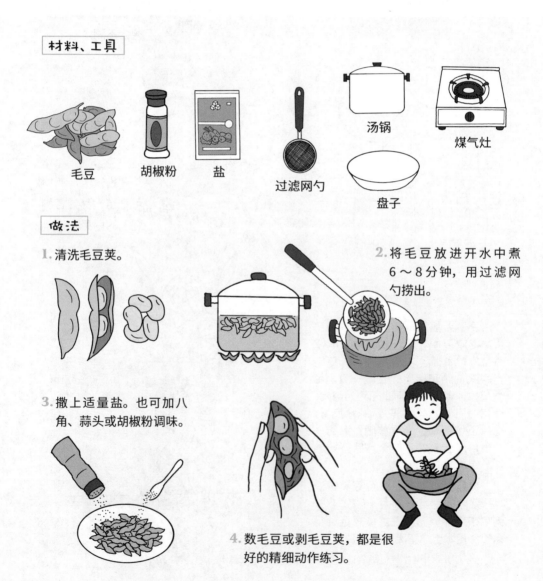

材料、工具

毛豆　　胡椒粉　　盐　　过滤网勺　　汤锅　　盘子　　煤气灶

做法

1. 清洗毛豆荚。

2. 将毛豆放进开水中煮6～8分钟，用过滤网勺捞出。

3. 撒上适量盐。也可加八角、蒜头或胡椒粉调味。

4. 数毛豆或剥毛豆荚，都是很好的精细动作练习。

动动手，做五色豆拼图

运用不同颜色的豆子，如红豆、绿豆、黄豆、黑豆，还可加上白色的芸豆，在纸圆盘上，拼粘出一幅画。在颜色的视觉刺激和手指拿捏的触觉刺激下，慢慢地拼出心中的一幅风景画。

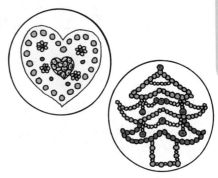

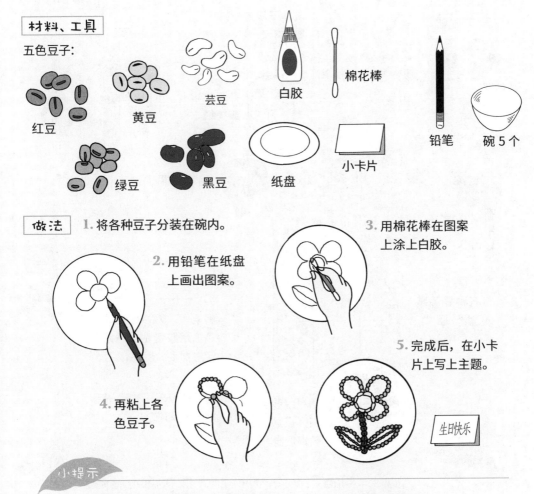

材料、工具

五色豆子：

红豆　黄豆　芸豆　白胶　棉花棒　铅笔　碗5个

绿豆　黑豆　纸盘　小卡片

做法

1. 将各种豆子分装在碗内。

2. 用铅笔在纸盘上画出图案。

3. 用棉花棒在图案上涂上白胶。

4. 再粘上各色豆子。

5. 完成后，在小卡片上写上主题。

生日快乐

小提示

1. 构图时，可广泛联想，例如喜、怒、哀、乐的表情和童年的回忆等。
2. 豆子可提供很好的手指拿捏运动。
3. 可使用五色豆，搭配五行五色的养生观念。

组建一支豆子火箭乐团

"唰唰唰！撒撒撒！"豆子火箭乐团出动了！

植物是安静与沉默的，在五感刺激里，就属听觉最弱了。用塑料瓶做成火箭的形状，装进不同数量的豆子，做出可发出不同声音的火箭乐器来，组成一支豆子火箭乐团，来个热闹大游行！

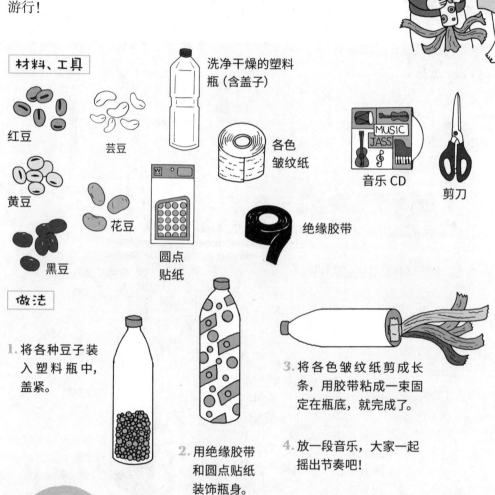

材料、工具

红豆

芸豆

黄豆

花豆

黑豆

洗净干燥的塑料瓶（含盖子）

各色皱纹纸

圆点贴纸

绝缘胶带

音乐 CD

剪刀

做法

1. 将各种豆子装入塑料瓶中，盖紧。

2. 用绝缘胶带和圆点贴纸装饰瓶身。

3. 将各色皱纹纸剪成长条，用胶带粘成一束固定在瓶底，就完成了。

4. 放一段音乐，大家一起摇出节奏吧！

小提示

1. 豆子是很好的节奏乐器素材，搭配节奏分明的音乐，能提供很好的听觉刺激和手部运动。

2. 也可用不同大小和材质的容器，做成音质不同的乐器。

3. 对于障碍程度严重、缺乏反应的人，可以试着通过节奏和声音强弱的变化，在身体不同部位摇晃豆子乐器，给予刺激。

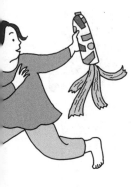

珍贵老照片，
用豆子相框装裱吧

课程要结束了，如何让大家的美好回忆得以留存？在最后一堂课上，可以带领学员利用不同颜色的豆子，做个五彩缤纷的纪念相框，并贴上课程活动的照片，这就是最好的纪念品了。

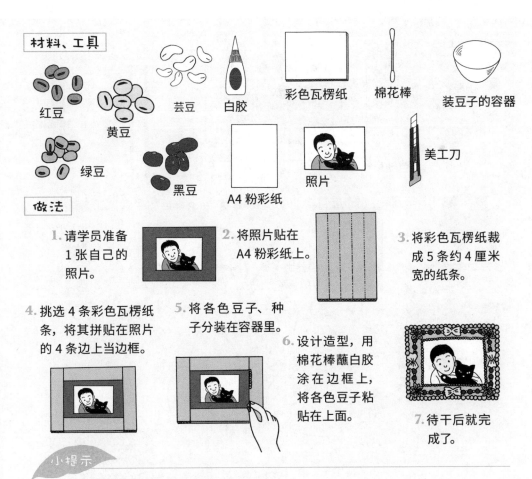

材料、工具

红豆　黄豆　绿豆　芸豆　黑豆　白胶　A4 粉彩纸　彩色瓦楞纸　照片　棉花棒　装豆子的容器　美工刀

做法

1. 请学员准备 1 张自己的照片。

2. 将照片贴在 A4 粉彩纸上。

3. 将彩色瓦楞纸裁成 5 条约 4 厘米宽的纸条。

4. 挑选 4 条彩色瓦楞纸条，将其拼贴在照片的 4 条边上当边框。

5. 将各色豆子、种子分装在容器里。

6. 设计造型，用棉花棒蘸白胶涂在边框上，将各色豆子粘贴在上面。

7. 待干后就完成了。

小提示

1. 豆子对手指拿捏动作的训练很有帮助。

2. 准备五色豆子：黄豆（黄）、黑豆（黑）、红豆（红）、绿豆（绿）、芸豆（白）。课程中可以搭配五色五行和身体部位的关系。

3. 可搭配八角、薰衣草等不同香料装饰，让相框带有香味。

4. 可让每人分享照片背后的故事。

培育小麦草，
做一个发量浓密的草头娃娃

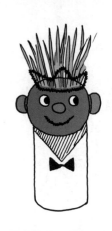

富含各类维生素和矿物质的小麦草，近几年成了很新潮的健康食品。由小麦种子培育小麦草，并不困难。结合草头娃娃，培育小麦草成了有趣又健康的课程。

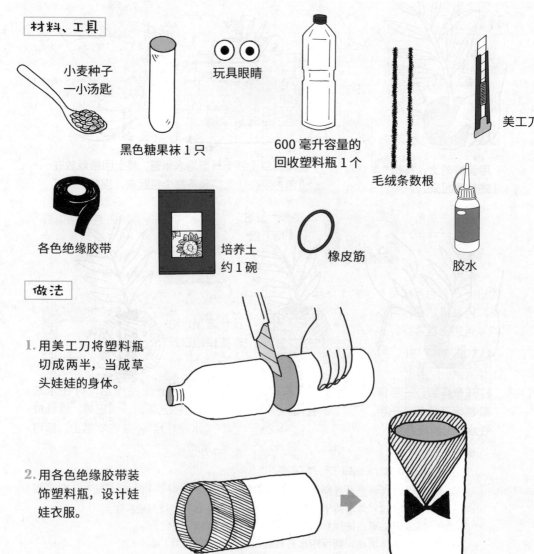

材料、工具

小麦种子
一小汤匙

玩具眼睛

美工刀

黑色糖果袜 1 只

600 毫升容量的
回收塑料瓶 1 个

毛绒条数根

各色绝缘胶带

培养土
约 1 碗

橡皮筋

胶水

做法

1. 用美工刀将塑料瓶切成两半，当成草头娃娃的身体。

2. 用各色绝缘胶带装饰塑料瓶，设计娃娃衣服。

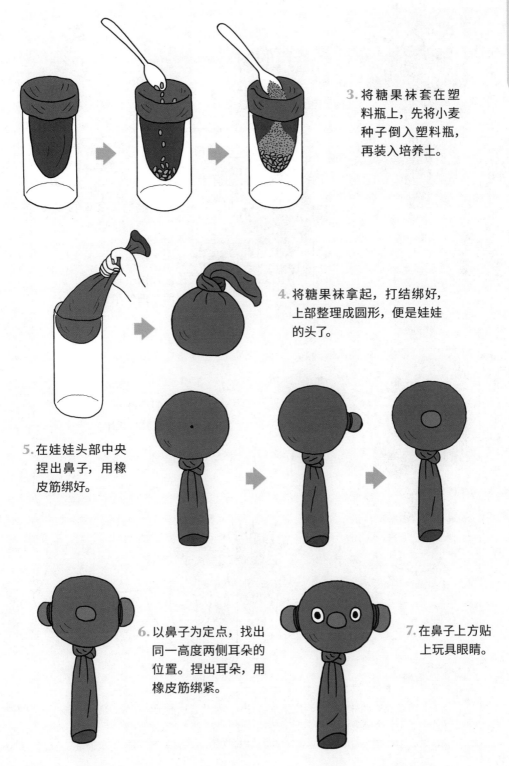

3. 将糖果袜套在塑料瓶上，先将小麦种子倒入塑料瓶，再装入培养土。

4. 将糖果袜拿起，打结绑好，上部整理成圆形，便是娃娃的头了。

5. 在娃娃头部中央捏出鼻子，用橡皮筋绑好。

6. 以鼻子为定点，找出同一高度两侧耳朵的位置。捏出耳朵，用橡皮筋绑紧。

7. 在鼻子上方贴上玩具眼睛。

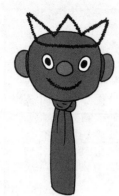

8. 用毛绒条和胶水粘上眉毛、嘴巴、头冠等，发挥创意，变出一个独特、属于自己的草头娃娃来。

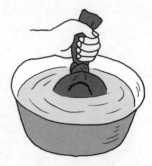

9. 完成后，将整颗草头娃娃的头浸泡在水中，浸透后拿起。

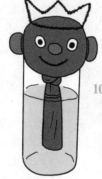

10. 塑料瓶装水，将娃娃头放在瓶口上，让袜子垂浸在水中，利用毛细作用将水吸上去。

11. 每天在娃娃头上喷水，约四天左右麦苗就会长出。

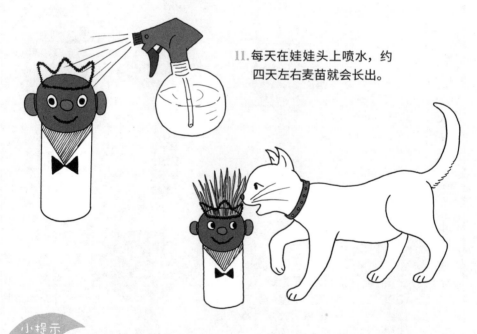

小提示

1. 将填充好的袜子从塑料瓶里拿出时，尽量扎紧让种子留在最顶部，否则掉下来的种子会在脸上各个部分冒出。

2. 在为娃娃头塑形时，可带领学员认识五官位置及喜、怒、哀、乐的表情。

富含叶绿素的绿色麦草汁

做好的小麦草头娃娃，四天后开始冒芽，绿色头发陆续长出来，约两周后可以采收。来帮娃娃剪发，然后打一杯富含叶绿素的"绿色生命汁"——小麦草汁，健胃润肠，照顾一下身体！

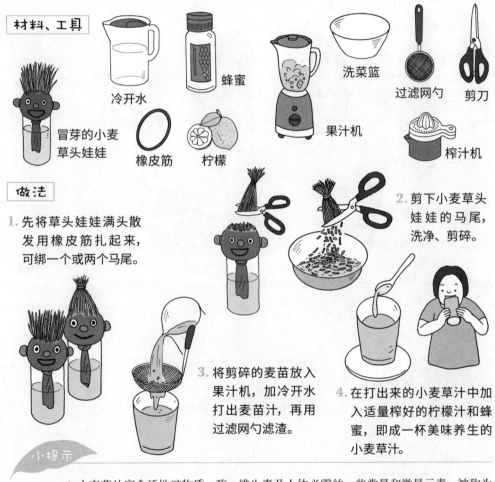

材料、工具

冷开水　蜂蜜　洗菜篮　过滤网勺　剪刀

冒芽的小麦草头娃娃　橡皮筋　柠檬　果汁机　榨汁机

做法

1. 先将草头娃娃满头散发用橡皮筋扎起来，可绑一个或两个马尾。

2. 剪下小麦草头娃娃的马尾，洗净、剪碎。

3. 将剪碎的麦苗放入果汁机，加冷开水打出麦苗汁，再用过滤网勺滤渣。

4. 在打出来的小麦草汁中加入适量榨好的柠檬汁和蜂蜜，即成一杯美味养生的小麦草汁。

小提示

1. 小麦草汁富含活性矿物质、酶、维生素及人体必需的一些常量和微量元素，被称为"绿色的血液"。

2. 夏天，也可加一些薄荷打汁，增加清爽口感。

3. 帮小麦草娃娃剪头发，学员会享受到采收的快乐。

陪伴着葵花苗，一起长大

鲜黄硕大的向日葵像从地上长出的小太阳，仰望天空，预示着夏天的到来。春夏季是适合播种向日葵的季节。向日葵除了花朵可供欣赏外，幼苗更是营养美味的芽菜，可做成葵花苗沙拉、葵花子香蕉豆浆等。只要短短的两周，就能享受农夫的收获乐趣。

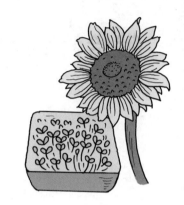

材料、工具

带壳
生葵花子1包

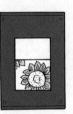
有机土

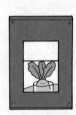
发泡炼石

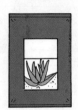
蛭石

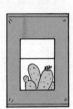
珍珠石

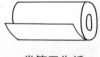
卷筒卫生纸

盆器

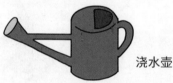
浇水壶

宽棒冰棍1根

小脸盆

做法

1. 前一晚将适量生葵花子泡水。

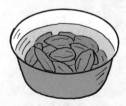

    5 ： 1 ： 1
  有机土   蛭石   珍珠石

2. 在小脸盆中调土，依5:1:1的比例放入有机土、蛭石和珍珠石，用手搅拌均匀。

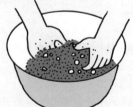

3. 在盆器里，先用卫生纸挡住盆底的洞。

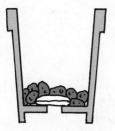

4. 在盆器内放一层发泡炼石。

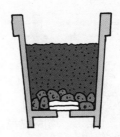

5. 再将调好的土放进盆器，约八分满。

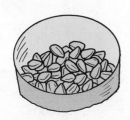

6. 将泡好的生葵花子铺满土表。

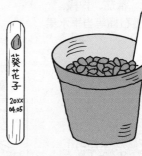

7. 在棒冰棍上写好自己的名字、植物名和种植日期，插入盆中。

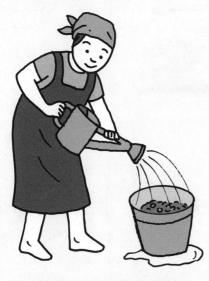

8. 浇水浇到水从盆底流出。

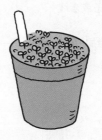

9. 保持土壤湿润，两周后即可采收剪下。

配套活动

我的花盆最可爱（见 P242）

可彩绘、拼贴或运用复合材料，让你的花盆与众不同。

小提示

1. 带壳生葵花子可到花鸟市场中的饲料店买，比较便宜。
2. 种子发芽不需要光照，但需要通风。
3. 保持土壤湿润，也可用铺有湿纸或无纺布的容器来孵苗。
4. 采收完的盆栽可能还有没发芽的种子，可继续照顾、观察。

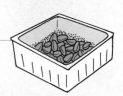

葵花苗沙拉

材料、工具

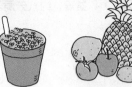
葵花芽盆栽

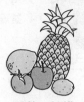
番茄、柠檬、番石榴等当季水果

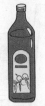
初榨橄榄油

蜂蜜

盐

剪刀

水果刀

榨汁机

切菜板

做法

1. 采收葵花苗，将其清洗干净。

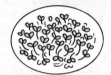

2. 将水果切丁，榨一点柠檬汁。

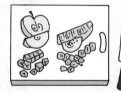

3. 混合橄榄油、柠檬汁，以盐和蜂蜜调味，做成酱汁。

小提示

1. 加入通心粉、面条或米线等，也很适合。
2. 可适当加入香草增加风味。

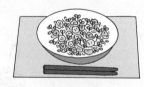

4. 将以上所有食材混合均匀，即可享用。

葵花子香蕉豆浆

材料、工具

脱壳的熟葵花子

蜂蜜

香蕉

无糖豆浆

果汁机

做法

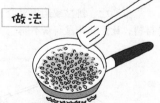

1. 准备脱壳的熟葵花子，或是将生的脱壳葵花子小火慢慢炒熟。

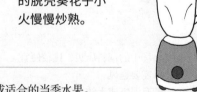

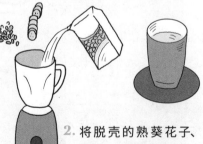

2. 将脱壳的熟葵花子、香蕉、豆浆和蜂蜜一起放入果汁机打成汁。

小提示

1. 可加入其他坚果或适合的当季水果。
2. 可用这些材料做饼干或蛋糕。

不需要阳光的孵菜苗方法

蔬菜的成长非常需要阳光，如果想种菜，却没有阳光充足的阳台、顶楼等户外空间，这时便可考虑来孵菜苗！

通常种子只要水分充足，就会发芽，而大部分菜苗都可以吃。

材料、工具

  当季蔬菜种子（春天可用空心菜种子；而秋天则多用豌豆等） 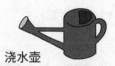 浇水壶

 宽棒冰棍 1 根

 有机土 发泡炼石 蛭石 珍珠石 盆器 小脸盆  卷筒卫生纸

做法

1. 调好土：在小脸盆中，依 5:1:1 的比例放入有机土、珍珠石和蛭石，用手搅拌均匀。

2. 在盆器里，先用卫生纸挡住盆器的底洞。

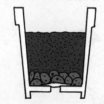

3. 在盆器中放一层发泡炼石。

4. 再将调好的土放进盆器，约八分满。

5. 将准备好的当季蔬菜种子放在盆器土面上。切记：种子尽量不要重叠。

6. 由于只吃蔬菜苗，因此不太需要考虑种子的距离。

7. 在棒冰棍上写好自己的名字、蔬菜名和种植日期，插入盆中。

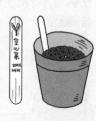

8. 浇水浇到水从盆底流出。

9. 保持土壤湿润。约 3～4 天冒芽，长到约 10 厘米高时，就可剪下来吃了。可做沙拉或菜卷。

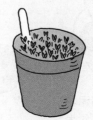

小提示

1. 挡盆器底洞的卫生纸，要用可分解的卫生纸，不要用不易分解的面纸。
2. 卫生纸也可用纱网替代。
3. 浇水频率以保持土壤湿润为准。
4. 孵芽期间不太需要光照，因此也可在室内进行。
5. 菜苗采收时，可以配合"五行五色蔬果海苔卷"（见 P212）课程活动。

做一颗种子球，"放生"到大自然

这个点子来自推动自然农法的福冈正信先生，他模仿大自然播种方法，将各类种子包在泥土中，做成小丸球，晒干后丢到土地上，等待一场雨水将泥土溶化，种子露出，发芽长大。

无法拿捏小种子的小孩或特殊群体，通过种子球的制作过程，不仅可以玩土，还可以运用较大的种子球练习"丢"的肢体动作。

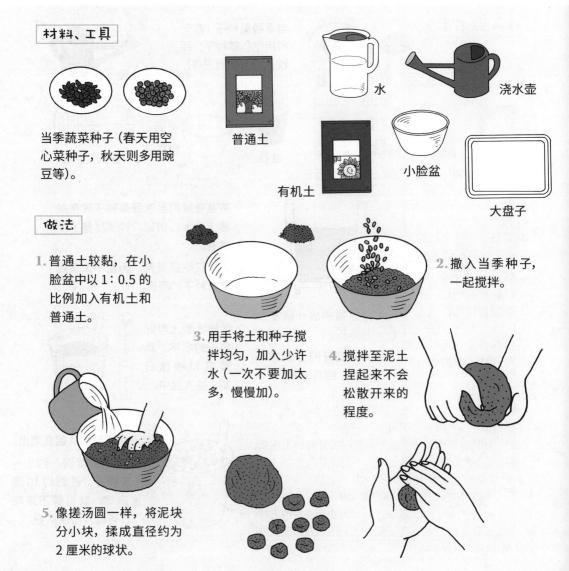

材料、工具

当季蔬菜种子（春天用空心菜种子，秋天则多用豌豆等）。

普通土

有机土

水

浇水壶

小脸盆

大盘子

做法

1. 普通土较黏，在小脸盆中以 1∶0.5 的比例加入有机土和普通土。

2. 撒入当季种子，一起搅拌。

3. 用手将土和种子搅拌均匀，加入少许水（一次不要加太多，慢慢加）。

4. 搅拌至泥土捏起来不会松散开来的程度。

5. 像搓汤圆一样，将泥块分小块，揉成直径约为 2 厘米的球状。

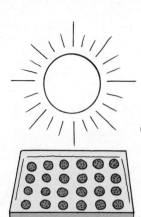

6. 将揉好的种子球铺放在大盘子上，晒干。

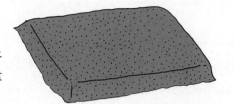

7. 清出栽种范围。

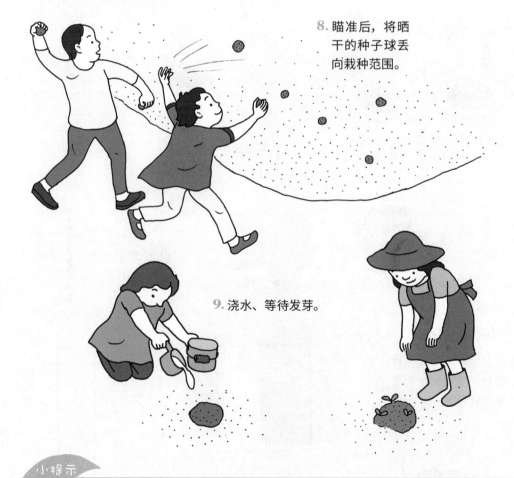

8. 瞄准后，将晒干的种子球丢向栽种范围。

9. 浇水、等待发芽。

小提示

1. 以种子球方式种植，可增加和土壤的接触，不仅可增强触觉，还可带来玩土的乐趣。
2. 可以用投掷方式让学员有大的肢体动作，让课程更有趣味性。
3. 排斥碰触土壤的学员可戴上手套。
4. 第一次浇水一定要浇够量，如果是用盆器播种，浇水要浇到水从盆底流出。

用种子带，为种子做记号

　　播种时，因种子颜色多为黑褐色，往往一落土便分不清楚了，对有些群体例如视障者、儿童等常造成困扰。这时可用鲜明的白色厨房纸巾先做成种子带，再放进土里，便万无一失了。

材料、工具

当季蔬菜种子（春天用空心菜种子，秋天则多用豌豆种子等）

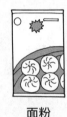

面粉

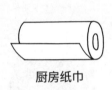

水　　　　　　厨房纸巾

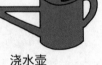

浇水壶

布丁杯

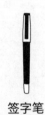

剪刀　　　　签字笔

做法

1. 在布丁杯中放入少许面粉，缓慢加水调成黏稠状面糊。

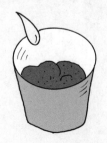

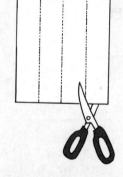

2. 撕下一张厨房纸巾，折四折，剪成长条形。

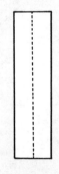

3. 将长条形纸巾对折后打开。

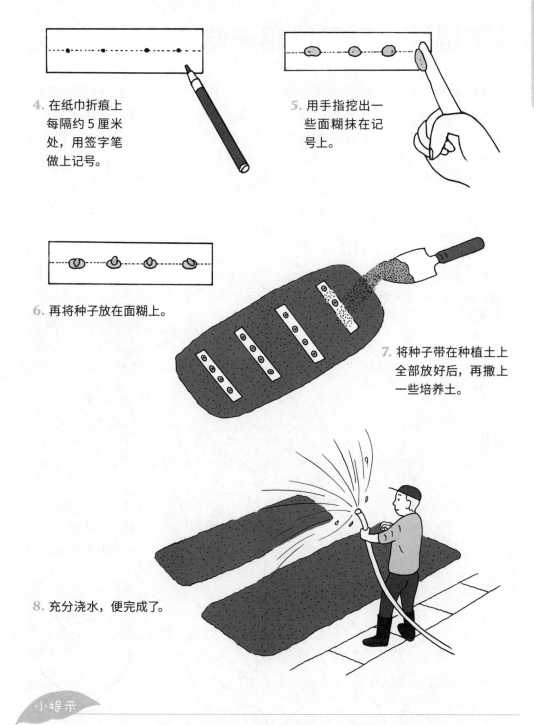

4. 在纸巾折痕上每隔约5厘米处，用签字笔做上记号。

5. 用手指挖出一些面糊抹在记号上。

6. 再将种子放在面糊上。

7. 将种子带在种植土上全部放好后，再撒上一些培养土。

8. 充分浇水，便完成了。

小提示

1. 以种子带方式种植，容易控制种植间距，避免种子和土壤颜色相近、看不清的困扰。
2. 若不急着栽种，可以先将种子带做好放入冰箱里，等播种期到来时再拿出使用。
3. 第一次浇水一定要浇够量，如果是用盆器播种，浇水要浇到水从盆底流出。

种子馄饨，可不是用来吃的

要解决种子和土壤颜色分不清的困扰，小型种子可用种子带（见 P162），而较大型种子，例如春天的空心菜种子，秋天的秋葵、玫瑰茄等种子，则很适合先包成种子馄饨再播入土中。

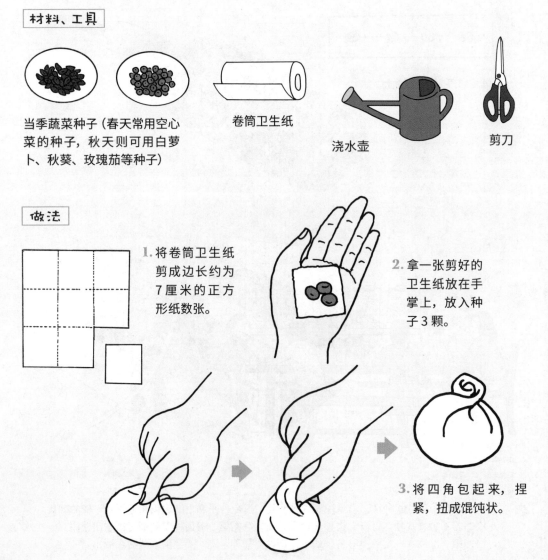

材料、工具

当季蔬菜种子（春天常用空心菜的种子，秋天则可用白萝卜、秋葵、玫瑰茄等种子）

卷筒卫生纸

浇水壶

剪刀

做法

1. 将卷筒卫生纸剪成边长约为 7 厘米的正方形纸数张。

2. 拿一张剪好的卫生纸放在手掌上，放入种子 3 颗。

3. 将四角包起来，捏紧，扭成馄饨状。

4. 在种植土面上先量好种植距离并戳洞（约一个指节深）。

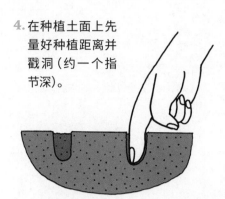

5. 将种子馄饨放入洞内。

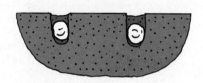

6. 待全部放好后，再用土把洞覆盖。

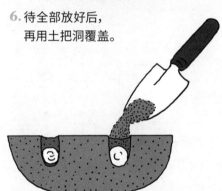

7. 最后浇水，便完成了。

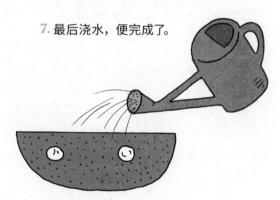

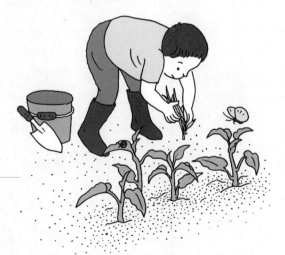

小提示

　　1. 种子大多是棕黑色的，直接播在土里不易看清楚，用白色的种子馄饨就不会混淆了。

　　2. 包种子馄饨适合用较薄的卷筒卫生纸，这样可以避免因卫生纸太厚而延迟种子发芽的时间。

　　3. 种子洞距离因种类而有不同：空心菜种子约 15 厘米，约为食指和拇指张开的距离；白萝卜和秋葵则需大一点的空间，约 2 倍距离，30 厘米；玫瑰茄则需 4 倍距离，约 60 厘米。

　　4. 第一次浇水一定要浇够量，如果是用盆器播种，浇水要浇到水从盆底流出。

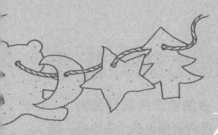
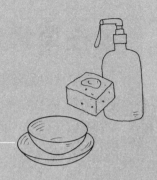

水果篇

水果大都有固定产期。根据水果的产出，我们很容易就能感受到四季的更迭变化。而某些节庆更是与水果关系密切，例如，中秋节的柚子、过年时的柑橘等。

季节水果是我们与大自然、节庆的连接与回忆。

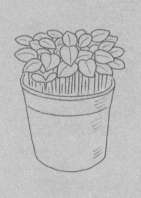
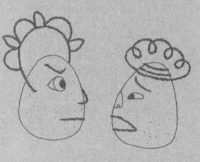
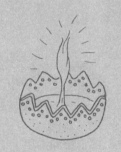
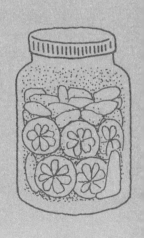
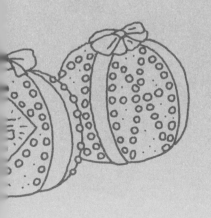
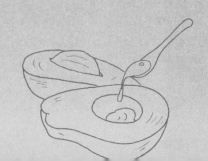

包一个大吉大利丁香橘

在中世纪的欧洲，香料是比黄金还贵的物品。贵族会在圣诞节那天，将丁香插入橘子中再绑上缎带，当作高级的芳香剂送礼。而在中国，柑橘则是新年吉祥的象征：大吉大利！

冬天柑橘产期来临时，来做个"大吉大利丁香橘"吧。融进丁香味的柑橘，味道格外好。

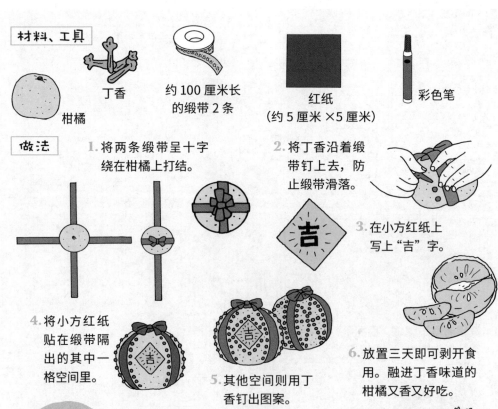

材料、工具

柑橘

丁香

约 100 厘米长的缎带 2 条

红纸（约 5 厘米 ×5 厘米）

彩色笔

做法

1. 将两条缎带呈十字绕在柑橘上打结。

2. 将丁香沿着缎带钉上去，防止缎带滑落。

3. 在小方红纸上写上"吉"字。

4. 将小方红纸贴在缎带隔出的其中一格空间里。

5. 其他空间则用丁香钉出图案。

6. 放置三天即可剥开食用。融进丁香味道的柑橘又香又好吃。

小提示

1. 丁香是中药，含特殊香味，可在中药铺购买。
2. 丁香具有防腐作用，可以让柑橘不那么快腐烂。但最好还是在三天内吃完。
3. 本活动可在岁末进行，代表着大吉大利的祝福。
4. 可将丁香橘挂在暖炉旁，会散发出怡人的香甜气味。
5. 精细动作较弱的人，可先用竹签戳一个洞，再插入丁香。
6. 最好选用椪柑，较容易戳洞。

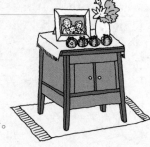

自制烛光橘子灯

剥橘子时，小心地从中间剥开，取出橘肉，中间留下来的白色橘丝，成了灯芯。倒进色拉油，点火，便成了温馨又散发香味的橘灯。

在冬天寒冷的夜里，在橘灯下吃着橘子，虽然只是一盏小小灯火，但足以驱走寒意。

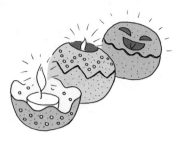

材料、工具

色拉油　　剪刀　　水果刀　　竹签或吸管　　打火机

柑橘

做法

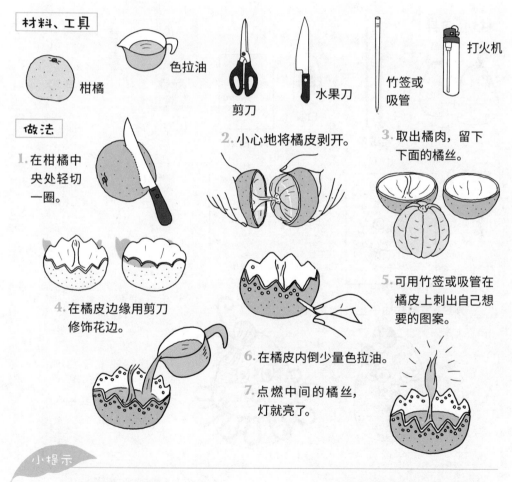

1. 在柑橘中央处轻切一圈。

2. 小心地将橘皮剥开。

3. 取出橘肉，留下下面的橘丝。

4. 在橘皮边缘用剪刀修饰花边。

5. 可用竹签或吸管在橘皮上刺出自己想要的图案。

6. 在橘皮内倒少量色拉油。

7. 点燃中间的橘丝，灯就亮了。

小提示

1. 柑橘的皮最好剥。

2. 如觉得油火危险，也可用蜡烛替代油灯。

3. 灯火慢慢烤出橘皮淡淡的香气。

4. 本活动可在元宵节进行。

5. 可用盘子托着橘灯去互相问候。

6. 橘皮受热可散发出芳香的气味，可以说是一个有香味的灯笼。

7. 要提醒学员小心火烛。

成双成对的柚子娃娃

中秋节前后，柚子进入盛产期。选个圆滚滚的柚子，帮它加上五官，设计头发，做个"柚子娃娃"，取个名字，编出娃娃的生命故事，表达自己的祝福！

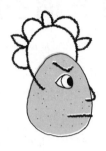 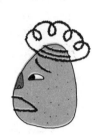

材料、工具

柚子

毛绒条

白胶

A4 白纸

剪刀

彩色笔

做法

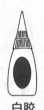

1. 在 A4 白纸上画出柚子娃娃的五官。

2. 用彩色笔将五官上色。

3. 剪下五官贴在柚子上。

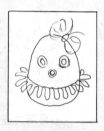 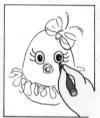

4. 用毛绒条来装饰头发、耳环等。

5. 帮娃娃取个名字，并赋予它个性。也可以带着娃娃给别人传达祝福！

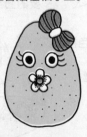 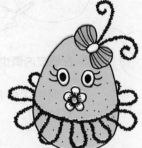

小提示

1. 本活动很适合在中秋节进行。

2. 通过赋予娃娃个性，说出它的故事，为参与者提供吐露内心情感的机会。

配套活动

柚子种子森林（见 P174）

熬一大罐柚子果酱

柚子盛产时，往往吃不完。处理剩下的柚子最好的方法之一，就是熬一大罐柚子果酱，除了可以抹吐司，还可拿来泡茶。

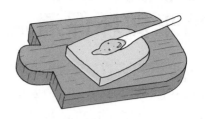

材料、工具

柚子

消过毒的有盖玻璃瓶

切菜板

水果刀

锅

长柄勺

煤气灶

做法

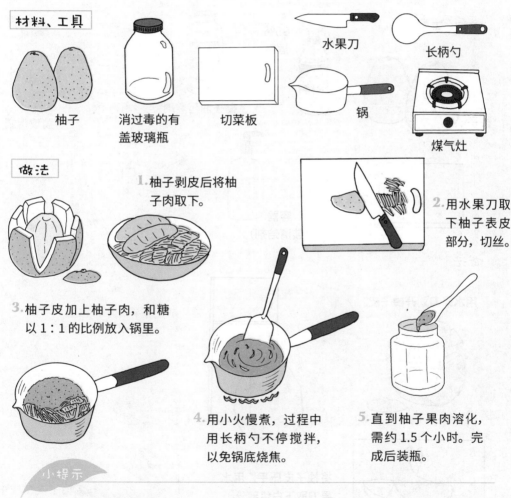

1. 柚子剥皮后将柚子肉取下。

2. 用水果刀取下柚子表皮部分，切丝。

3. 柚子皮加上柚子肉，和糖以 1 : 1 的比例放入锅里。

4. 用小火慢煮，过程中用长柄勺不停搅拌，以免锅底烧焦。

5. 直到柚子果肉溶化，需约 1.5 个小时。完成后装瓶。

小提示

1. 熬果酱耗时较长。

2. 柚子水分极多，不太容易熬煮成浓稠状。加入苹果等果胶丰富的水果，可以让柚子果酱比较容易变浓稠。

柚子皮别浪费，
用来做环保清洁剂

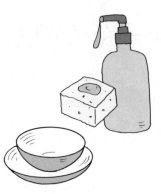

　　吃完柚子果肉，皮可千万别丢！柑橘类的皮中富含精油，具有超强的去油污能力，并且芳香怡人，用来制造清洁剂，简单又环保。

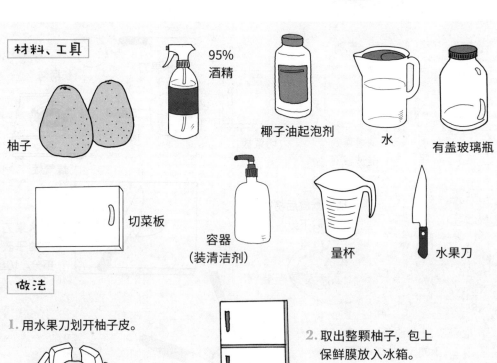

材料、工具

柚子

95%酒精

椰子油起泡剂

水

有盖玻璃瓶

切菜板

容器
（装清洁剂）

量杯

水果刀

做法

1. 用水果刀划开柚子皮。

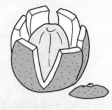

2. 取出整颗柚子，包上保鲜膜放入冰箱。

3. 将柚子皮压平，用水果刀取下白色部分。

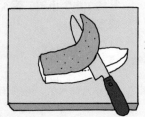

4. 将柚子皮切成小段，放进空的玻璃瓶。

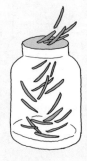

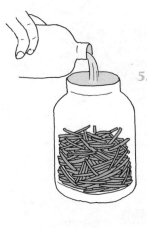

5. 倒入酒精，没过柚子皮即可。

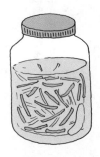

6. 静置一周，酒精会将柚子精油萃出。

7. 将柚子皮过滤，就是柚子酊剂了。

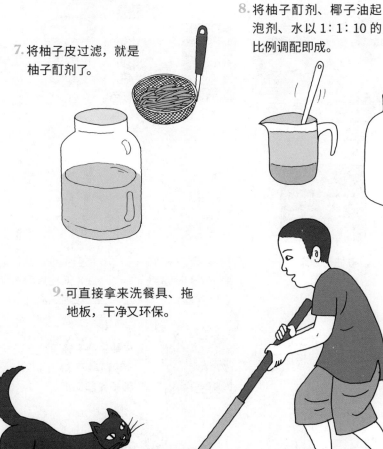

8. 将柚子酊剂、椰子油起泡剂、水以 1：1：10 的比例调配即成。

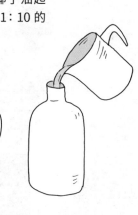

9. 可直接拿来洗餐具、拖地板，干净又环保。

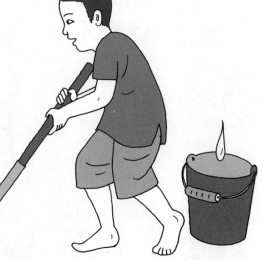

在盆器中，
栽一片种子森林

整颗柚子都有用哦！果肉可吃、可做果酱，果皮可浸泡起来做清洁剂，取出来的种子则可种出一片小小柚子森林来。

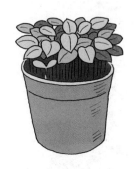

材料、工具

柚子种子

绝缘胶带

卫生纸

麦饭石

培养土

各式彩色圆形贴纸

盆器

喷水壶

做法

 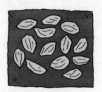

1. 泡水 1 个小时，将种子外果肉及黏液洗净，擦干备用。

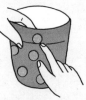

2. 用绝缘胶带和彩色圆形贴纸装饰盆器。

3. 将卫生纸折铺在盆底，遮住底洞避免土壤流失。

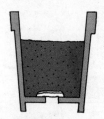

4. 将培养土填入盆内，轻压至八分满。

5. 将柚子种子轻埋进土里（每颗种子露出 1/2），种子尖部朝上。

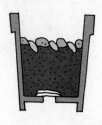

6. 铺上一层麦饭石。要避开种子。

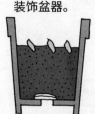 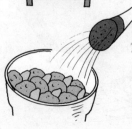

7. 第一次浇水要浇到土壤完全湿透，之后每天用喷水壶喷，保持湿润，大约一周即会长出柚子种子森林。

喉咙痛，
用咸柠檬片泡水喝

这是传统的食疗之一。用咸柠檬片泡热水喝，是舒缓感冒症状和喉咙痛的传统方式，值得一试哦！

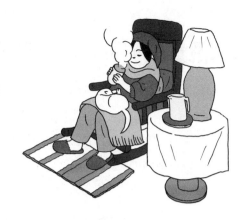

材料、工具

柠檬

盐

消过毒的 2 升容量的玻璃瓶罐

茶匙

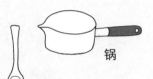
锅

做法

1. 将柠檬洗净、擦干。用多个完整的柠檬尽可能地将玻璃瓶塞满。

2. 在锅内倒入约600毫升热水，倒入盐，直到不能再溶解为止。

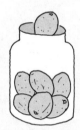

3. 将降温的盐饱和溶液倒入瓶中，淹过柠檬。

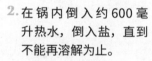

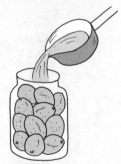

4. 放置阴凉通风处约两周后就成功了。

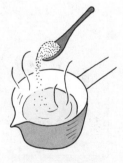

小提示

1. 保存妥当，可以存放很久，因为盐有防腐作用。

2. 如果发现柠檬浮起来，可将玻璃瓶倒放。

3. 感冒时，可取咸柠檬切片，泡热水喝。或用果汁机，将咸柠檬加热水和蜂蜜一起打成汁来喝。

4. 也可以将咸柠檬配柠檬汽水一起喝，是很好的饮料。

配套活动

蜜渍柠檬

1. 将柠檬切成约0.3厘米厚的薄片，放入玻璃罐中约八分满。

2. 倒入蜂蜜直到完全没过柠檬为止。

3. 在阴凉处存放约两周即可食用。开封后请冷藏。

4. 调温开水喝。

低热量的牛油果沙拉

牛油果品种很多，在台湾从七月到翌年二月是产期，而盛产期则在九月。牛油果本身并没有突出的味道，但像奶油一样有滑嫩的口感，含有丰富的营养成分，可制成低热量的健康料理，是非常完美的食材，老少皆宜，甚至幼儿都可以食用。

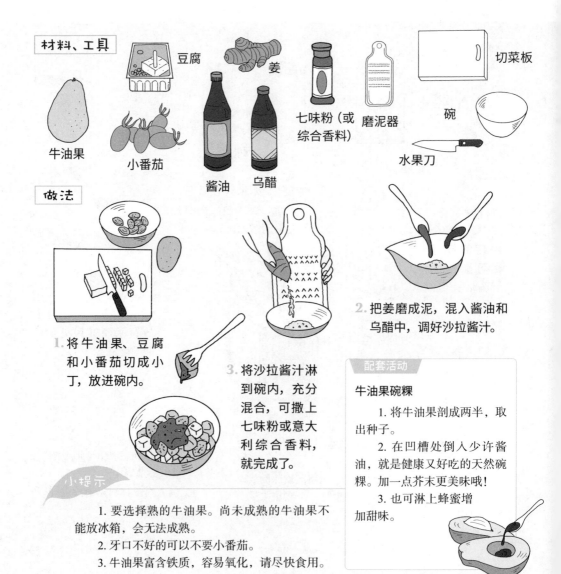

材料、工具

豆腐　姜　七味粉（或综合香料）　磨泥器　碗　切菜板　牛油果　小番茄　酱油　乌醋　水果刀

做法

1. 将牛油果、豆腐和小番茄切成小丁，放进碗内。

2. 把姜磨成泥，混入酱油和乌醋中，调好沙拉酱汁。

3. 将沙拉酱汁淋到碗内，充分混合，可撒上七味粉或意大利综合香料，就完成了。

小提示

1. 要选择熟的牛油果。尚未成熟的牛油果不能放冰箱，会无法成熟。
2. 牙口不好的可以不要小番茄。
3. 牛油果富含铁质，容易氧化，请尽快食用。

配套活动

牛油果碗粿

1. 将牛油果剖成两半，取出种子。
2. 在凹槽处倒入少许酱油，就是健康又好吃的天然碗粿。加一点芥末更美味哦！
3. 也可淋上蜂蜜增加甜味。

早餐来一杯自制的牛油果奶

　　牛油果被打成果汁后会有滑顺浓稠的口感，搭配牛奶（不能喝牛奶的，亦可换成豆浆）或其他水果，可当健康、低卡路里又有饱腹感的早餐。

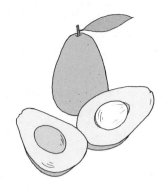

材料、工具

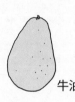 牛油果　　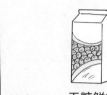 蜂蜜　　无糖鲜奶（或豆浆）　　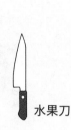 水果刀　　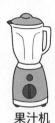 果汁机　　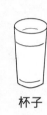 杯子

做法

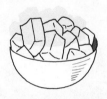

1. 将牛油果切成块状。

2. 将牛油果、鲜奶（或豆浆）倒入果汁机中，加入适量蜂蜜调味。

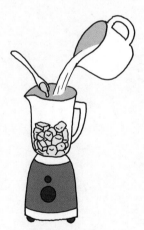

3. 果汁机打 10 秒，就完成了。

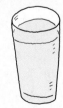

小提示

　　可以加入香蕉、苹果等水果，让饮品更有风味。

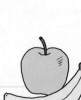

配套活动

牛油果种子盆栽

　　1. 将剩下的牛油果种子洗净备用。

　　2. 用牙签插两边。

　　3. 将塑料瓶从一半处切开，留底下部分。

　　4. 塑料瓶盛水，插在种子上的牙签刚好跨在瓶口，种子略碰到水。

　　5. 可以观察幼苗从种子里迸出的样子。

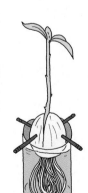

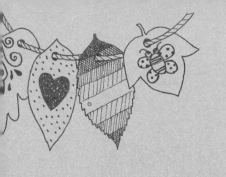
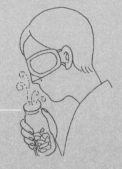

叶子篇

　　每种植物都有不同形状、触感和颜色的叶子，有些叶子更带着独特的味道。一片叶子就带出多重感官刺激：视觉，包括形状和颜色；触觉，摸摸叶面是粗糙还是光滑；嗅觉，尤其是保健植物和水果树的叶子带来的嗅觉刺激最强；听觉，就得等风来吹得叶子沙沙响，或等雨来刷打叶子；味觉，就更不用说了，如用叶子泡个茶、煮个菜等。

　　随手可得的叶子，是很好的大自然素材。

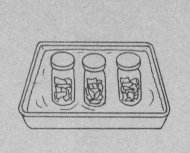
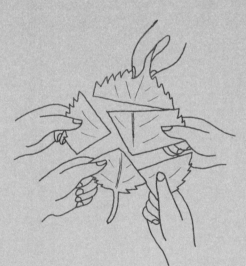
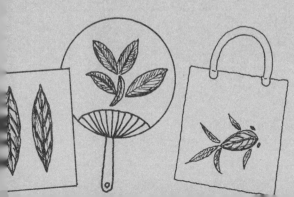
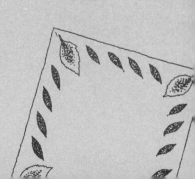

增进社交互动的叶片拼图游戏

在团体活动中，人往往会找自己熟悉的人坐在一起，自成一组，因而减少了认识新朋友、与更多人互动的机会。

要打散熟人成组，可交给叶子做决定，用叶子拼图方式来分组。

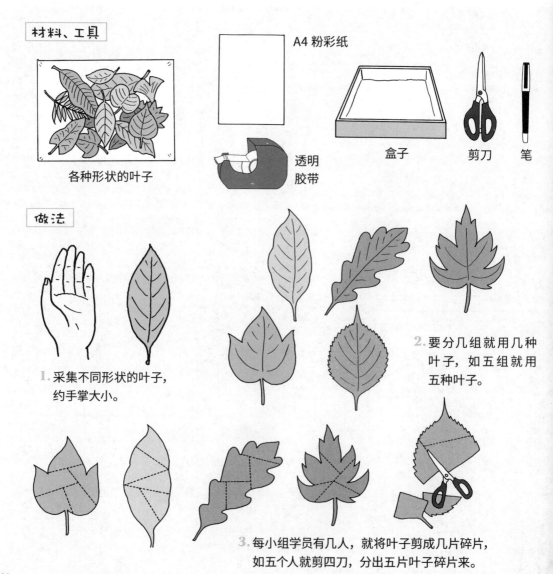

材料、工具

各种形状的叶子

A4 粉彩纸

透明胶带

盒子

剪刀

笔

做法

1. 采集不同形状的叶子，约手掌大小。

2. 要分几组就用几种叶子，如五组就用五种叶子。

3. 每小组学员有几人，就将叶子剪成几片碎片，如五个人就剪四刀，分出五片叶子碎片来。

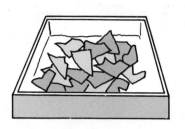

4. 用盒子收集各小组剪出来的叶子碎片，均匀混合。

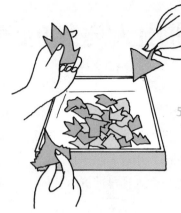

5. 每位学员从盒子中抽取一片。

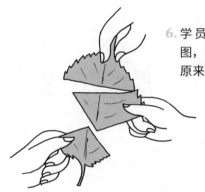

6. 学员互相寻找、拼图，将叶子碎片拼成原来叶子的模样。

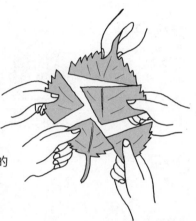

7. 组成完整叶子的学员便成一组。

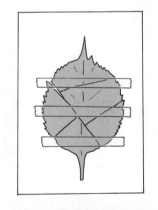

8. 将拼好的完整叶子用透明胶带贴在 A4 粉彩纸上。

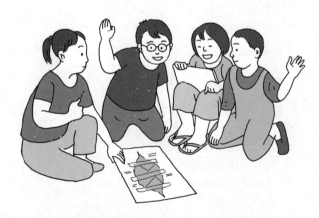

9. 将自己的名字写在自己的叶片碎片旁。

10. 小组成员共同取小组名。

小提示

1. 新鲜叶子变干会凹凸不平，不易贴在纸上，最好事先压平。

2. 剪叶子的片数可依学员状况改变，例如失智长辈不要超过 3 片。

用叶片拼出大自然的气息

买一幅拼图要花不少钱，其实叶子就是一个很好用的拼图素材。可依学员的能力决定要拼几片，例如失智老人可以拼两片，青少年可以挑战十来片。除了拼自己的叶子以外，同组每个人还可剪五六片碎片，混合后再拼回自己的那片叶子。

在拼图的过程中，学员通过比较叶子的形状、颜色、叶脉纹路的不同，充分调动视觉和触觉，创造了人和叶子之间最短的距离。

材料、工具

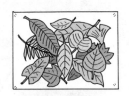

各种形状的叶子

A4 粉彩纸

剪刀

白胶
（或透明胶带）

做法

1. 采集不同形状的叶子，约手掌大小。

2. 将每片叶子剪成五六片碎片。

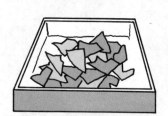

3. 将同一组组员的叶子碎片全部放在一起，均匀混合。

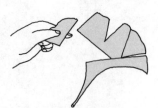

4. 学员抽出一片碎片来拼图，拼回原来的叶子。

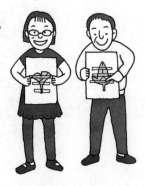

5. 将拼好的完整叶子用白胶或透明胶带贴在A4 粉彩纸上。

小提示

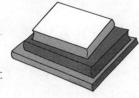

1. 新鲜叶子变干会凹凸不平，不易贴在纸上，最好事先压平。

2. 可依群体分难易度。像失智老人，可用不同颜色的叶子，让他们通过颜色就可找到。而要挑战难度高的，就可选同一种叶子。

搓一搓，揉一揉，闻一闻叶子的味道

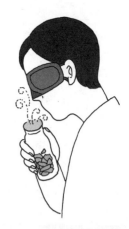

有些叶子会有各自不同的味道，尤其是水果树的叶子，搓揉一下，会闻到水果独特的香味。下次看到水果树，若其还没结果且你不清楚是什么果子，可以搓搓叶子请它们告诉你。而味道不明显的叶子，则可以将它们的味道蒸出来，有时会带来惊喜！

材料、工具

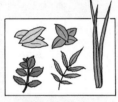

各种有气味的叶子

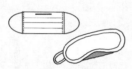

蒙眼布（可用口罩代替）

铝箔纸

铁盘

小玻璃瓶
数个

剪刀

煤气灶

做法

1. 采集各种有不同气味的叶子。

2. 将叶子剪碎装进小玻璃瓶。一个瓶只装一种叶子。

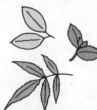

3. 铁盘装水，将小玻璃瓶用铝箔纸封口，放在铁盘上。

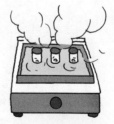

4. 将铁盘放在煤气灶上加热，小玻璃瓶隔水加热。

5. 等瓶身起雾后，让学员蒙眼，打开铝箔盖，闻叶子蒸出的味道，并讲出是哪种植物。

6. 学员依喜爱程度给叶子气味评分。

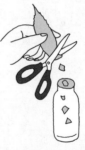

小提示

1. 蒸好的小玻璃瓶会烫手，拿的时候要小心，可以准备粗棉手套。

2. 可以采集平日大家熟悉，但对叶子味道不熟悉的叶子，加热试试看，如樱花的叶子，会带来惊喜哦！

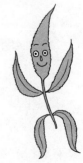

发挥想象力，来一场叶子联想

叶子形状千百种，有圆形、掌状、长椭圆形等，可利用各种不同形状来发挥想象力，如叶子像一条鱼，像一只鸟，像女孩的裙子等。联想就像人身上的触角，可以使自己看到世界的更多面，同时也可丰富自己的内心世界！

可以通过为别人修改或增添画的过程，来感受自己内心的起伏和变化。

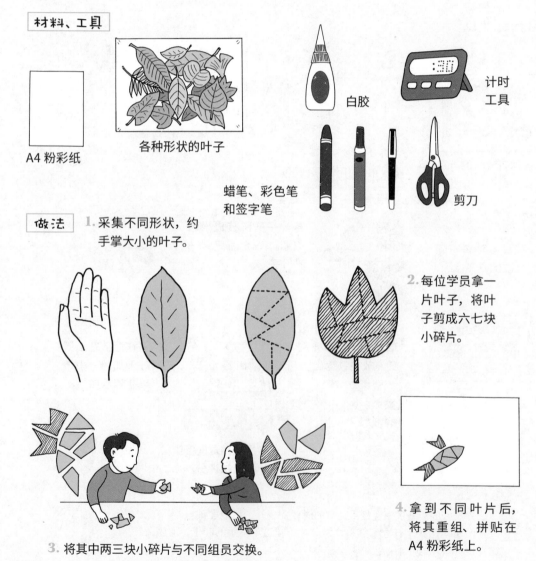

材料、工具

A4 粉彩纸

各种形状的叶子

白胶

计时工具

蜡笔、彩色笔和签字笔

剪刀

做法

1. 采集不同形状，约手掌大小的叶子。

2. 每位学员拿一片叶子，将叶子剪成六七块小碎片。

3. 将其中两三块小碎片与不同组员交换。

4. 拿到不同叶片后，将其重组、拼贴在A4 粉彩纸上。

184

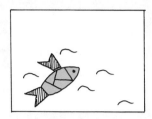

5. 用拼出来的叶形做联想，用蜡笔或彩色笔画出，并加上背景。

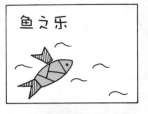

6. 为这幅画写下主题。

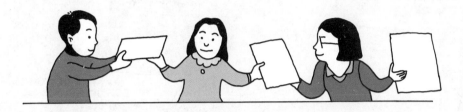

7. 大家都完成时，开始顺时针交换，传给左手边的学员。

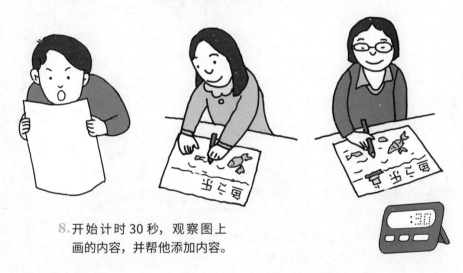

8. 开始计时 30 秒，观察图上画的内容，并帮他添加内容。

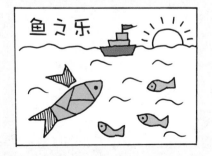

9. 时间到立刻停笔，把手上的图再传给下一位。

10. 每次都是 30 秒，直到拿回自己的画才停止。

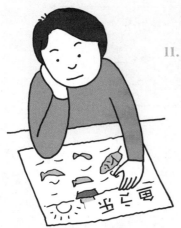

11. 拿回自己的画时，看看增加了什么内容。你喜欢吗？

12. 主题被改变了吗？为它再定个主题。

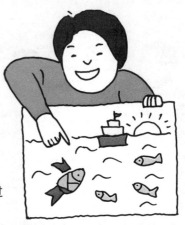

13. 学员分享拿到被添改过的画之后的心情。

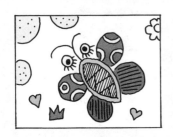 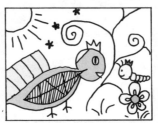 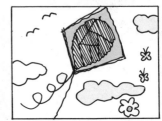

14. 小组将每人的画放在一起，共同拼成一个故事，并为故事命名。

配套活动

可和叶子拼图（见 P182）合并一起玩，先拼图，再联想。

小提示

1. 新鲜叶子变干常会变得凹凸不平，不易拼贴，最好能事先压平。
2. 通过这个活动可看出自己是在意他人想法的人，还是不在意他人想法的人。

叶子彩绘，装饰你的门窗

在叶面上彩绘，帮各种形状的叶子上妆、变装。一张张彩绘的叶子，单张可当书签；数张串起来，可以装饰门窗；绑上铃铛，就成了迎风鸣响的风铃。

材料、工具

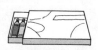

丙烯颜料

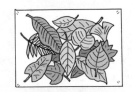

各种形状、颜色的叶子

细麻绳

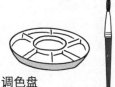

调色盘　　水彩笔

做法

1. 采集叶脉清楚、不同形状的叶子，大小不要小于手掌。

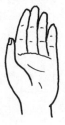

3. 将涂好的叶面朝上铺在纸张上，等颜料干透。

2. 叶面用丙烯颜料上色，画出美丽的图案。

4. 颜料干透之后，可继续画背面。

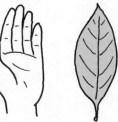

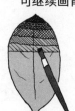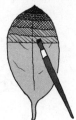

5. 完成后，将叶子打洞，用麻绳串起来，装饰门窗。

小提示

1. 不要选择太厚、含水量多的叶子。
2. 叶面无蜡质、背面有清楚叶脉的，较易涂色。
3. 两面都上色，叶子比较容易保持平整。
4. 串起叶片，在底部绑上铃铛，可当风铃。
5. 单片的成品可当书签。
6. 可用棉花棒替代水彩笔。

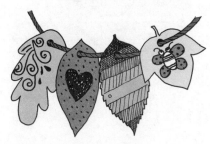

拓印叶脉，了解叶子的组织结构

叶子好好玩，除了形状、颜色不同以外，每种叶子都有不同的叶脉，有的平行，有的呈网状，要想清楚欣赏到叶脉的美，最好的方法就是"叶拓"。叶拓可用在名牌、卡片、封面、扇面或袋子上。

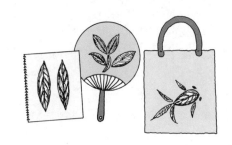

材料、工具

卫生纸

彩色笔

图画纸

各种形状的叶子

A4 纸

做法

1. 采集叶脉清楚、不同形状的叶子。

2. 触摸叶子，分辨叶子的正反面。通常叶子背面的叶脉比较清楚。

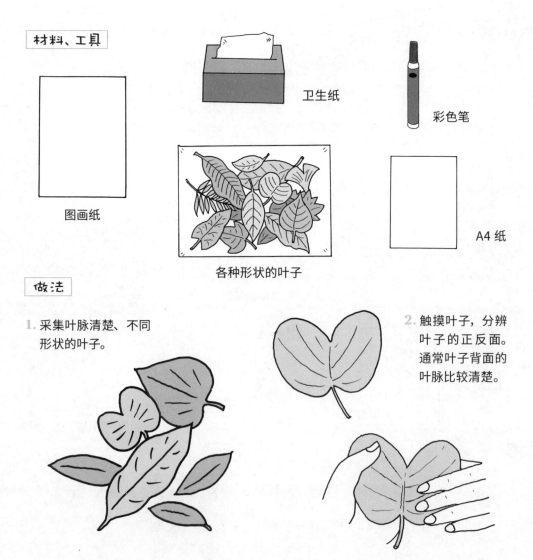

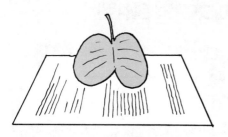

3. 桌面铺上 A4 纸，将叶子背面朝上放。

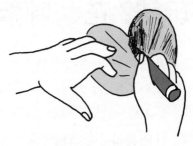

4. 用彩色笔涂满叶片的背面，可用不同颜色涂。

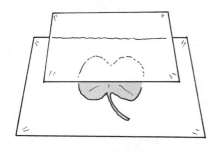

5. 将涂好的叶面朝下铺在图画纸上，上面盖上一张卫生纸。

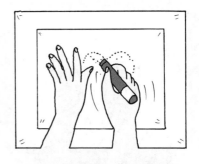

6. 用彩色笔隔着卫生纸压叶片，让叶片上的颜色均匀地拓在图画纸上。

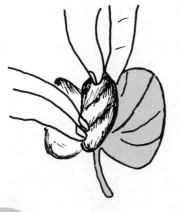

7. 将卫生纸和叶片拿起，漂亮的叶形就拓好了。

小提示

1. 不要选择革质的叶子，因为革质叶子通常叶脉不清楚，拓印效果不佳，例如榕树叶。
2. 叶面要整面涂满，尤其是叶脉也要确定已涂色。
3. 彩色笔一定要有水，干了的彩色笔，叶脉及形状都不易拓出来。
4. 手部操作不易的学员可以使用彩色印台。
5. 如果要拓在布上，则要使用丙烯颜料。

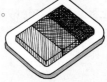

新玩法？花、叶敲染出天然图画

花、叶敲染和叶子拓印最大的不同，是花、叶敲染不用借助颜料，而是通过敲打将花、叶本身的汁液，顺着形状敲出来，展现花、叶的形色。有色花瓣搭配绿色叶子，便能拼组出一幅美丽、天然的画。

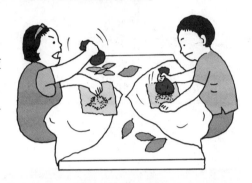

材料、工具

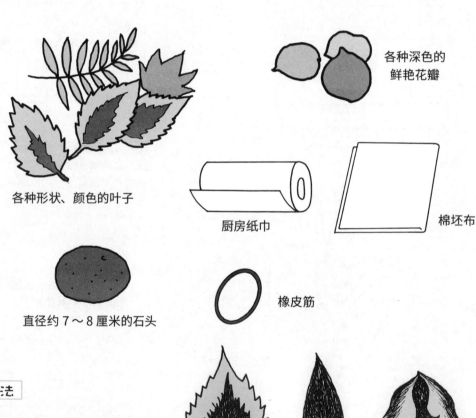

各种形状、颜色的叶子

各种深色的
鲜艳花瓣

厨房纸巾

棉坯布

直径约 7～8 厘米的石头

橡皮筋

做法

1. 采集不同形状、颜色丰富的叶子，如彩叶草等。加上颜色深又鲜艳的花瓣，如一品红、蝶豆花等。

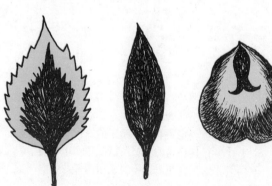

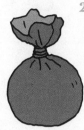

2. 做个石头槌：用棉坯布将石头包起来，用橡皮筋捆绑起来，做成一个握柄。

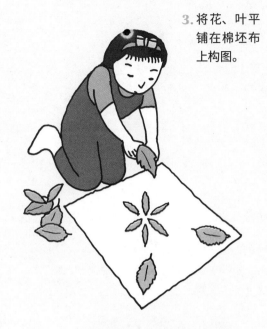

3. 将花、叶平铺在棉坯布上构图。

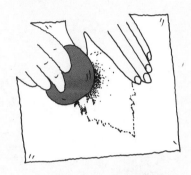

4. 在花叶上盖一张厨房纸巾，隔着纸，用石头槌轻轻敲打，将花、叶天然的颜色和形状敲打出来。

5. 敲染出一幅天然、美丽的图画。

配套活动

叶子敲染坯布袋

用坯布袋代替棉坯布，即可完成一个敲染提袋成品。

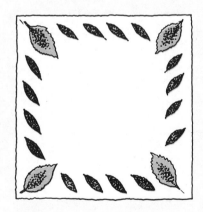

小提示

1. 花瓣、叶片要选择颜色深的，叶面不含蜡的，叶脉清楚的，这样效果较佳。

2. 石头要大小适中，事先洗净。若担心学员操作不便，可将石头包在方巾或薄袜里，用橡皮筋绑起来。

3. 天然色素会逐渐褪去，可同时欣赏颜色褪去的过程。

花篇

大自然中的最大色块是绿色，偶尔从万丛绿中冒出缤纷花色，总让人惊艳，这就是人们喜欢追逐不同花种的原因吧。而花也总是祝福的最佳传递媒介。偶尔插盆花，装点室内，可为灰色的空间和沉闷的心情，渲染出一点活泼的生命感。

花，是最好的视觉疗愈，最美的感动。

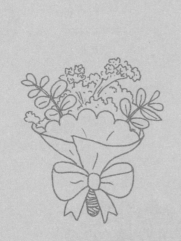

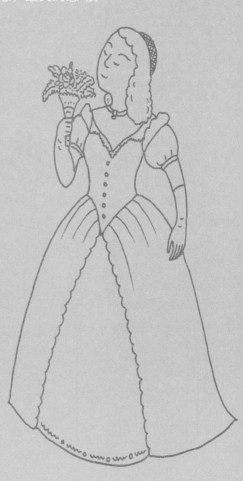

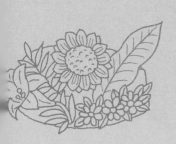

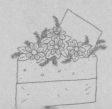

手捧小花束，
做一个芳香的小淑女

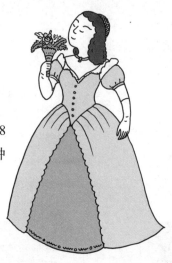

这个构想来自英国传统的小花束 Tussie Mussie。18世纪的淑女手上会拿着一束香花，以冲淡街上传来的各种异味。现在，我们用这小小花束来传达我们的祝福。

材料、工具

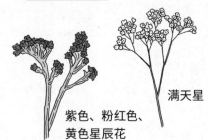

紫色、粉红色、
黄色星辰花

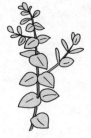

满天星

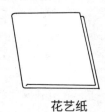

圆叶尤加利

花艺纸

剪刀

QQ 线 (弹力丝)

缎带 (约 60 厘米长)

绿色
纸胶带

蕾丝蛋糕纸
(直径约 15 厘米)

做法

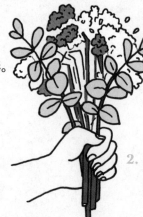

1. 将花艺纸剪成边长约 25 厘米的正方形。

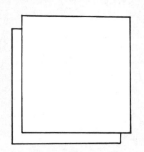

2. 将花材剪成可以手握的
   长度，约 20 厘米长。

194

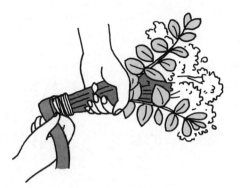

3. 将花材整成花束，先用 QQ 线
绑起来固定，再在手握部分捆
上绿色纸胶带。

4. 在蕾丝蛋糕纸中心处剪出
约 2 厘米的十字开口。

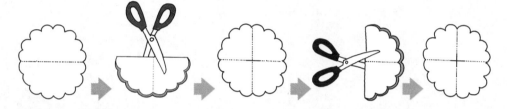

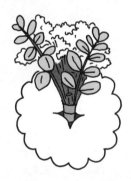

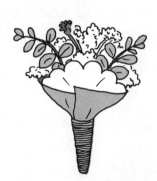

5. 花束穿过蛋糕纸中心的开口，
外层用花艺纸包住，再用 QQ
线和纸胶带绑定。

6. 绑上缎带便完
成了。

小提示

1. 除了星辰花、满天星、尤加利以外，凡是适
合当干燥花的花材均可使用。
2. 圆叶尤加利味道浓醇，可以为花束增添香味。
3. 加上祝福卡，便成了节庆礼物。
4. 母亲节时康乃馨价格较贵，可用星辰花代替，
因为星星一闪一闪就像妈妈的眼睛。

绚烂的花叶曼陀罗

曼陀罗源自梵文 Mandala，本为佛教用语，意指中心、圆圈或集合崇拜的坛场，后来也用绘图方式来重塑心理发展的历程。

在一个小小的圆盘里，用花叶排出图案来，往往也会在其中发现自己的内心。

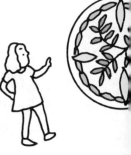

材料、工具

纸盘
（每人 1 个）

彩色笔

口罩

花材
（五种颜色以上）

枝叶

名片卡
（每人 4 张）

剪刀

做法

1. 花瓣可拨散，例如多瓣的菊花、玫瑰等。

2. 纸盘代表一个"圆坛"，先用花瓣、树叶为自己拼一个曼陀罗。

3. 进行时学员戴上禁语口罩，专心于内心的感受。

4. 完成后，为自己的曼陀罗命名并写在第一张名片卡上。

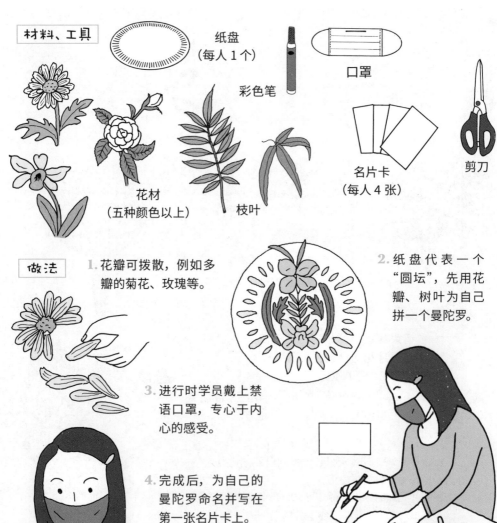

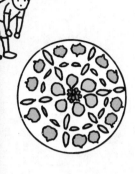 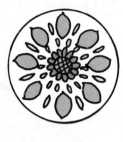 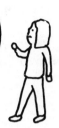 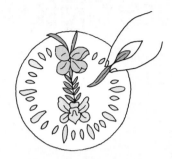

5. 全部完成后，学员安静欣赏别人的曼陀罗。

6. 接着，请自行拿走 1/3 的花叶，体验"减少"的感受。

 7. 为这减少后的花叶圆盘定下主题，并将主题写在第二张名片卡上。

8. 然后，交换位置，由别人再拿走 1/3。

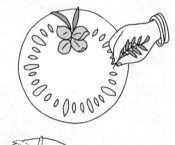

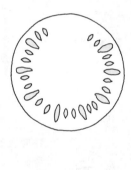 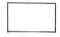 **9.** 回到原位，感受被迫减少的感觉。在第三张名片卡上写下主题。

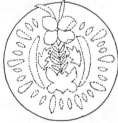

 11. 在最后一张名片卡上写下第四个主题。

10. 最后，花叶全部拿走。

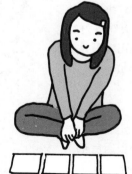

12. 将 4 张名片卡并排，看看自己内心的变化……

13. 分享自己心境的起伏。

小提示

1. 进行时请学员戴上禁语口罩，可以帮助学员专注于自己的内心。
2. 进行时可播放舒压的音乐，把花叶的能量和自己的心境连接，并表达出心理感受。

充分调动肢体的简易压花

　　将花色永远保留下来的最好方法就是压花。通过压与干燥，把美丽的颜色保存下来，然后再用干燥的花和叶来设计卡片、书签、结业证书等。

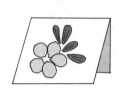
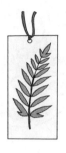

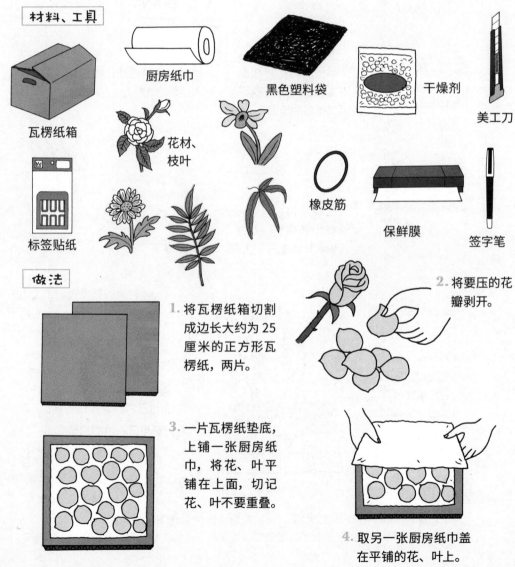

材料、工具

厨房纸巾

黑色塑料袋

干燥剂

美工刀

瓦楞纸箱

花材、枝叶

橡皮筋

保鲜膜

签字笔

标签贴纸

做法

1. 将瓦楞纸箱切割成边长大约为 25 厘米的正方形瓦楞纸，两片。

2. 将要压的花瓣剥开。

3. 一片瓦楞纸垫底，上铺一张厨房纸巾，将花、叶平铺在上面，切记花、叶不要重叠。

4. 取另一张厨房纸巾盖在平铺的花、叶上。

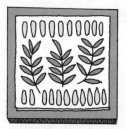

5. 取花、叶再平铺在第二层纸巾上。

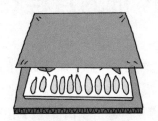

6. 再盖一张厨房纸巾。

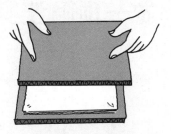

7. 盖上第二片瓦楞纸。

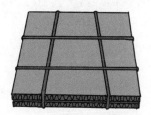

8. 橡皮筋呈井字形束紧。

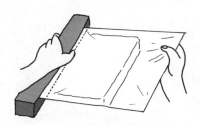

9. 放上干燥剂一包，用保鲜膜捆住，隔绝外面的空气和湿气。

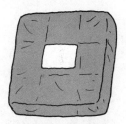

10. 在标签贴纸上写上日期、姓名。

11. 放入黑色塑料袋，包紧。

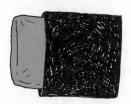

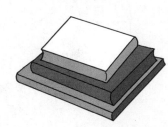

12. 上面压重物，等待干燥。

13. 最好能等待一个月，干透后，再拆开来使用。

配套活动

压花卡片、书签、结业证书

　　压出来的花和叶可配合节庆做成卡片、书签或结业证书（见P238）。

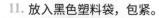

小提示

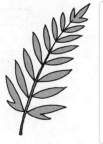

1. 多汁的叶片或花瓣不适合做压花材料。

2. 蕨类叶形美，压出来的姿态很美，可多加利用。

3. 压时，每片花、叶不要重叠。

4. 当空气跑进去后，花、叶容易发霉。

5. 花朵不要整朵压，尽量将花瓣剥开来压，这样才容易干透。

6. 在包花瓦楞纸上放重物，一方面可隔绝空气，另一方面花、叶会压得更平、更美。

7. 放入黑色塑料袋是为了遮住阳光。

做一顶阿波罗神祇的月桂花冠

在希腊神话中，阿波罗头上戴的就是月桂花环。在古希腊时代，月桂花环是颁授给比赛优胜者的奖励品，而在古罗马时代，月桂花环则是颁授给士兵的奖励品，特别是赐予从战场上凯旋的军队将领。我们也可以用美丽的花、叶做个花冠来戴，享受戴"桂冠"的感觉！

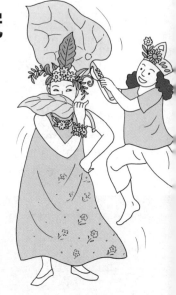

材料、工具

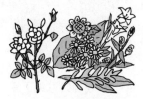

各色鲜花、枝叶

宽双面胶

全开彩色书报纸

剪刀

做法

1. 将全开彩色书报纸横裁成四长条。

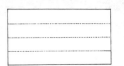

2. 取一长条量头围，剪掉多余部分。

3. 沿边贴上宽双面胶。

4. 设计并剪出花冠造型。

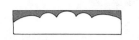

5. 撕下双面胶上的离型纸，依头围粘上。

6. 用花、叶装点，直到满意为止。

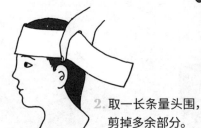

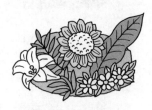

小提示

1. 可将花冠戴在头上，拿着花，去找伙伴帮你粘，创造社交、互动的机会。
2. 如果在户外，则可自行在野外寻找喜欢的花和叶，创造人与植物的连接。
3. 装饰结束时，还可来个"花冠走秀"或"花冠选美大会"。

漂亮又容易制作的花手环

走进大自然中，一路随手采集美丽的花、叶，心情便也愉悦起来。而一边采集，一边制作花手环，走完一圈，花手环也完成了，花手环便成了承载当天回忆的挂饰。

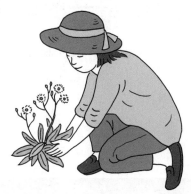

材料、工具

宽双面胶

A4 粉彩纸 1 张

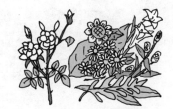

各色鲜花、枝叶

剪刀

做法

1. 将剪下的宽双面胶贴在粉彩纸长边上，再按双面胶宽度将粉彩纸剪成长条。

2. 撕下双面胶的离型纸，双面胶朝外，将长条纸圈粘在手腕上。

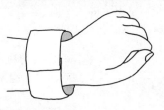

3. 挑选自己喜欢的花和叶，将其粘贴在手环上。

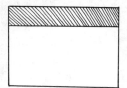

4. 粘满后，可将手环摘下，剪断，挂在墙上，便成了一段与花、叶相处的美好回忆。

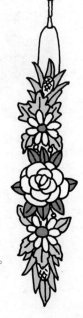

小提示

1. 本活动非常适合在户外进行。
2. 如在公园不可随意采摘花和叶，可捡拾落在地上的花和叶进行装饰。
3. 还可将花和叶放在户外草丛里，让学员去寻找。

送给母亲的鲜花礼盒

平常你收到过礼盒吗？在母亲节或母亲生日时，就用花和叶来做个礼盒送给妈妈吧。

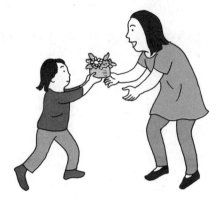

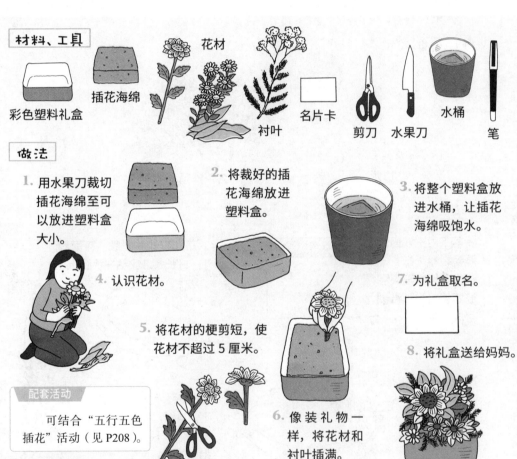

材料、工具

彩色塑料礼盒　插花海绵　花材　衬叶　名片卡　剪刀　水果刀　水桶　笔

做法

1. 用水果刀裁切插花海绵至可以放进塑料盒大小。

2. 将裁好的插花海绵放进塑料盒。

3. 将整个塑料盒放进水桶，让插花海绵吸饱水。

4. 认识花材。

5. 将花材的梗剪短，使花材不超过 5 厘米。

配套活动

可结合"五行五色插花"活动（见 P208）。

6. 像装礼物一样，将花材和衬叶插满。

7. 为礼盒取名。

8. 将礼盒送给妈妈。

小提示

1. 花材、衬叶要剪短（不超过 5 厘米），覆盖整个塑料盒。
2. 分享时可以用"对礼盒的回忆"来引导，借此理解家人间互动的关系。
3. 可从花材里选出自己是哪一朵花，说明为什么。思索自己在家庭里的角色、地位。

送给母亲的鲜花蛋糕

母亲节买个蛋糕吧。等等，自己来做个鲜花蛋糕送给妈妈吧！这次的蛋糕不是用嘴巴吃，而是要用眼睛来"吃"。

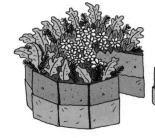

材料、工具

花材

插花海绵　　衬叶　　名片卡　　铝箔纸　　剪刀　　水果刀　　笔

做法

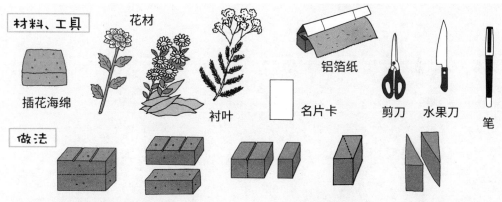

1. 将一长条形插花海绵先横切成两半，每一半再顺着上面的沟槽切成三个长方块。每个长方块对切成两个三角块，就像一块切下来的蛋糕。

3. 将铝箔纸依此三角形长边大约多2厘米的长度裁切成长方形。将长方形铝箔纸再对裁成三角形。

5. 将花、叶插在海绵上，就像一块装饰了花的蛋糕。

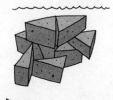

2. 先浸水，让插花海绵吸饱水。

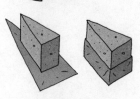

4. 将三角块插花海绵放在三角形铝箔纸上，用铝箔纸沿边包起来，看起来就像一块蛋糕了。

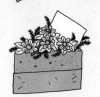

6. 在名片卡上写上祝福语，并将名片卡放在蛋糕的花上。

小提示

1. 花材要剪短在5厘米以内，不要太长。
2. 将约10个人做的蛋糕拼在一起，可拼凑成一个圆形大蛋糕。

配套活动

可结合"五行五色插花"活动
（见 P208）。

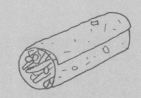

五行五色篇

　　中医理论是中国智慧的结晶，是个宝库，我们在里面可找到"五行五色"的理论。在中医理论中，五行"金、木、水、火、土"代表着不同器官"肺、肝、肾、心、脾"，而每一行又有不同颜色对应着：金是白色、木是青（绿）色、水是黑色、火是赤（红）色，土是黄色。因此这五种颜色也连接了身体的五个器官：白色顾肺、绿色顾肝、肾则需要黑色、红色当然是保心，而黄色则照顾脾。平常听到的"每天五蔬果，健康跟着我，医生远离我"就是对五行五色保健运用的描述。

　　你今天吃五种颜色的蔬菜、水果了吗？

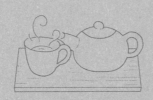

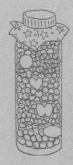

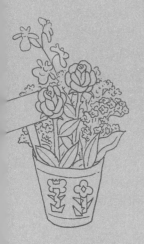

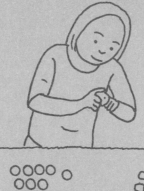

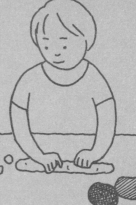

自制花草茶包，
感受生活的小确幸

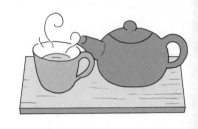

　　中医理论中的"五行五色"可以运用在花草茶的调配上。比如用红玫瑰花、黄桂花、白茉莉花、绿香茅（柠檬草）及黑枸杞，调配出最适合自己身体需求的花草茶来，让花色和香味带来日常生活中的小确幸。

材料、工具

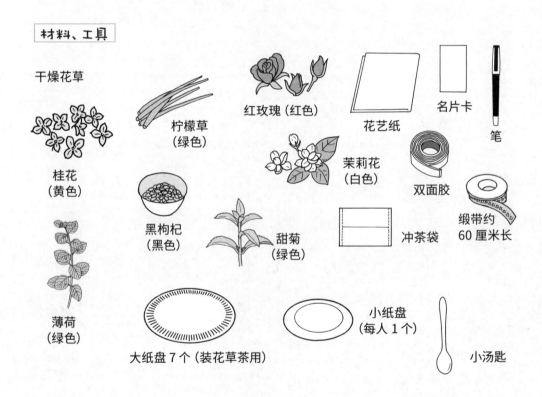

干燥花草

桂花
（黄色）

柠檬草
（绿色）

红玫瑰（红色）

花艺纸

名片卡

笔

茉莉花
（白色）

双面胶

缎带约
60厘米长

黑枸杞
（黑色）

甜菊
（绿色）

冲茶袋

薄荷
（绿色）

大纸盘7个（装花草茶用）

小纸盘
（每人1个）

小汤匙

做法

1. 了解五色和五行及五脏的关系。

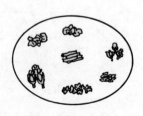

2. 每种颜色的花草取一小汤匙，放进自己的小纸盘内。

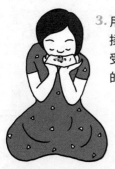

3. 用手指捏起一小撮，揉一揉，用嗅觉来感受你对各种香草气味的喜好与接受程度。

4. 依照个人喜好及当下身体状况，选择适量的花草茶，并将其装进冲茶袋，约八分满，包两包。

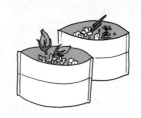

5. 用裁好的花艺纸做成一个花草茶袋。

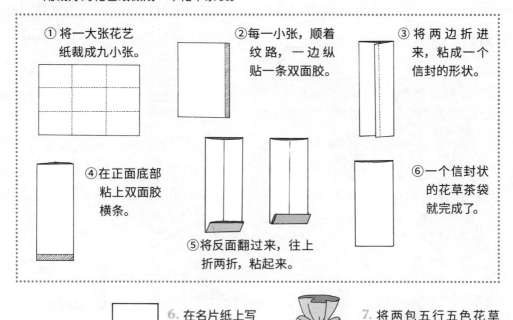

① 将一大张花艺纸裁成九小张。

② 每一小张，顺着纹路，一边纵贴一条双面胶。

③ 将两边折进来，粘成一个信封的形状。

④ 在正面底部粘上双面胶横条。

⑤ 将反面翻过来，往上折两折，粘起来。

⑥ 一个信封状的花草茶袋就完成了。

6. 在名片纸上写上祝福。

7. 将两包五行五色花草茶和祝福卡放入花草茶袋，用缎带在上面打一个蝴蝶结，便完成了。

小提示

1. 用甜菊是为了让花草茶带着甜味。甜菊的甜度是蔗糖的 200 ～ 300 倍，甜菊是糖尿病患者可吃的代糖，建议加入一两片即可。

2. 薄荷的味道清凉，能让花草茶可口舒爽。

3. 讲师可依不同颜色选择花草，如可用白色杭菊花取代茉莉花。

4. 花草茶有舒压功效，喝之前可先享受香味。

5. 花草茶不同于茶叶，不含咖啡因，不会影响睡眠。

6. 用热开水冲泡 3 分钟，让芳香的气味充分释出后再饮用。

7. 可当礼物送人。

简单、容易制作的五行五色插花

开花植物很难在短时间内开花，但五彩缤纷的花朵实在太令人愉悦了。因此在母亲节、父亲节或春节等节庆里，做个插花，让花带来满满的祝福！

为了区别于一般的插花，可把花色融入中医理论"五行五色"中，让身体与植物更贴近。

材料、工具

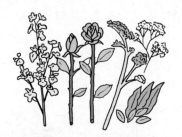

五色鲜花（例如红玫瑰、黑色郁金香、黄色文心兰、白色满天星，绿色薄荷叶等）

双面胶

插花海绵

圆形贴纸

名片卡

布丁盒

棒冰棍

剪刀

水果刀

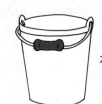

水桶

彩色笔

做法

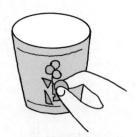

1. 用彩色圆形贴纸美化花器布丁盒。

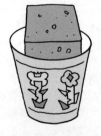

2. 裁切插花海绵至可放进花器大小。

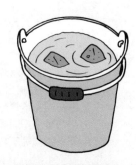

3. 将裁好的插花海绵泡在水桶里10分钟。

4. 认识花材。

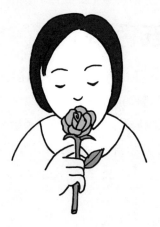

5. 认识五色花材和五行、身体的关系。

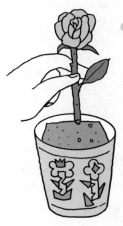

6. 将吸饱水的插花海绵放进花器中。

7. 将五色花材剪到适当长度，插进插花海绵，并感受每种颜色带给自己身体的祝福。

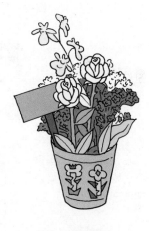

配套活动

没用完的花和叶可以用来压花（见 P198）。

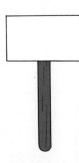

8. 在名片卡上写下祝福语，贴在棒冰棍上。

9. 插上祝福插牌。分享作品与祝福。

小 提 示

1. 花材可依季节选择五种颜色。

2. 各种花色与身体部位的连接（红色→心，黄色→脾，黑色→肾，白色→肺，绿色→肝），插各色花的同时要给自己的身体祝福。

3. 不要让插花海绵干掉。

好吃、好看的五色香料

　　五行五色，除了可用视觉来插出五彩花以外，还可运用在味觉上！想想看，哪些调味料的颜色属于青（绿）、赤（红）、黄、白、黑五种颜色？用绿海苔粉、红椒粉或辣椒粉、姜黄粉、白盐、黑胡椒粉等五色调味料可调出好看、好吃的香料来。

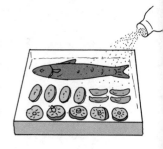

材料、工具

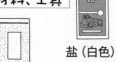 海苔粉（绿色）

盐（白色）

 黑胡椒粉（黑色）

 红椒粉（红色）

碗 5 个

 剪刀

小汤匙

 透明玻璃瓶

白纸

白饭

姜黄粉（黄色）

做法

1. 将五种香料放进五个小碗中，每个小碗放一只小汤匙。

2. 先用视觉认识各种香料。

3. 再用嗅觉了解各种香料的味道。

4. 最后用白饭沾一些香料试吃，用味觉来决定自己的喜好。

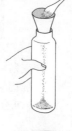

5. 将白纸卷成漏斗，置于玻璃瓶上，用手扶住。

6. 依自己的喜好，用小汤匙将各种香料分层慢慢舀进瓶里，至八分满。

7. 让各种香料在瓶子里形成美丽的色层。

8. 要用时，得先摇晃均匀。可撒在饭团、烤鱼、烤肉上。

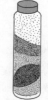

小提示

　　1. 认识调味香料也可结合食品安全教育进行，因为许多调味品会添加其他化学成分。

　　2. 将香料放进瓶中时，要不停用瓶身轻敲桌面，让香料粉铺实，色层才会清楚、漂亮。

　　3. 绿色香料也可用迷迭香粉，想有辣味时，红色香料可加上辣椒粉。

配套活动

紫苏泡菜饭团（见 P48）

把五色豆祝福瓶，送给你的他（她）吧

除了干燥花草、鲜花、香料可以运用五行五色概念来进行组合以外，还有什么自然素材有五种颜色呢？别忘了，还有豆子：绿豆、红豆、黄豆、黑豆和白色的芸豆。可以用五色豆及颜色带出来的祝福意蕴，做出个"豆子祝福瓶"！

材料、工具

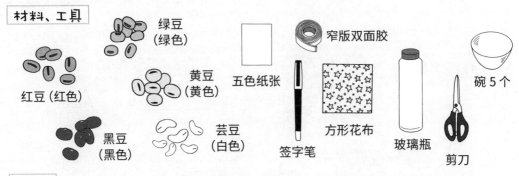

绿豆（绿色）
红豆（红色）
黄豆（黄色）
黑豆（黑色）
芸豆（白色）
五色纸张
签字笔
方形花布
窄版双面胶
玻璃瓶
剪刀
碗5个

做法

1. 将豆子分装在五个碗内。

2. 认识五色对应的五行及五脏。

3. 连接各种豆子代表的祝福。例如：黑豆代表坚强，黄豆是包容、温暖、光明，红豆是热情，绿豆是健康、生长，芸豆是平静、和平等。

4. 以瓶身长度平均分五份，依此长度用剪刀剪五种颜色的小纸条，写上祝福语，贴在瓶身上。

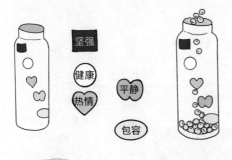

坚强
健康
热情
平静
包容

5. 顺序可依个人喜好来排。一边默念着祝福，一边依序将豆子装满玻璃瓶。

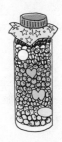

6. 铺上花布，盖上盖子，便完成了。

小提示

1. 若要各色豆子色层分明，最好先填装颗粒小的豆子。
2. 为了防止豆子滑动，最好装到满，用盖子顶住。
3. 先想好祝福瓶是为谁而做，装填时要心中默想祝福语。

配套活动

五色豆拼图（见 P149）

清脆爽口的蔬果海苔卷

听过"每天五蔬果，健康跟着我，医生远离我"这句话吗？每天要吃的是哪五种蔬菜和水果呢？其实就是五种颜色的蔬果呀！原来蔬菜、水果也可以套用"五行五色"的概念！一起来想一想：你今天五种颜色的蔬果都吃到了吗？这个活动我们会在菜苗采收时进行，加上其他颜色的蔬果，就是一道健康又养生的食物了。

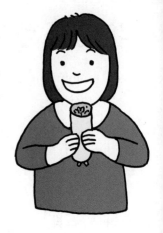

材料、工具

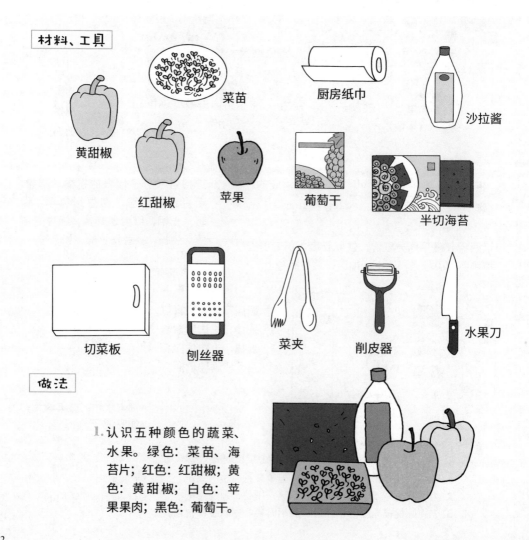

菜苗

厨房纸巾

沙拉酱

黄甜椒

红甜椒

苹果

葡萄干

半切海苔

切菜板

刨丝器

菜夹

削皮器

水果刀

做法

1. 认识五种颜色的蔬菜、水果。绿色：菜苗、海苔片；红色：红甜椒；黄色：黄甜椒；白色：苹果果肉；黑色：葡萄干。

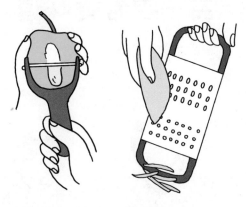

2. 处理食材：苹果削皮，刨丝或切片；黄甜椒和红甜椒切丝；菜苗清洗。

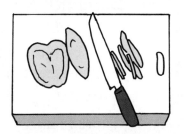

3. 在厨房纸巾上铺放一张半切海苔。

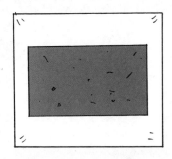

4. 依序横放上各种颜色的蔬果。

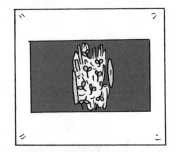

5. 挤一些沙拉酱，放上几颗葡萄干。

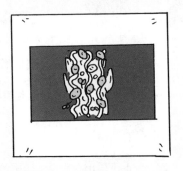

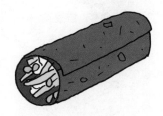

6. 卷起海苔即完成。

配套活动

　　播种蔬菜、采收菜苗时（葵花子、空心菜、豌豆、红豆、绿豆等，见 P156 ～ P159）可用此方法做料理。

小提示

1. 蔬菜菜苗都可以吃，空心菜、豌豆、葵花子等的菜苗均可食用。

2. 海苔上不要放太多食材，否则海苔容易破掉。

3. 这道食物对不爱吃蔬菜的孩子有效，因为用海苔包起来看不到蔬菜，可减少内心的抗拒。

煮一锅五色汤圆，尝一尝芳香味道

一听到汤圆，自然就想到冬至！

"冬至"是二十四节气里白天最短、夜晚最长的时分。过了冬至，白天逐渐拉长，代表阳气日升，因此有"冬至一阳生"的俗语。这天要搓汤圆祭拜家中供奉的诸神，并祭祖。汤圆象征着团圆、圆满，而团圆和圆满正是民间普遍的期望，因此吃汤圆便成了一种代表着团圆和圆满的生活仪式。

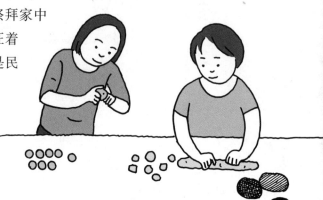

既然要搓汤圆，不妨搓一锅"五色汤圆"吧！

材料、工具

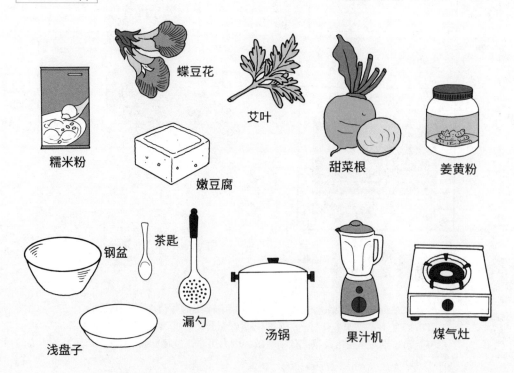

蝶豆花

艾叶

甜菜根

姜黄粉

糯米粉

嫩豆腐

茶匙

钢盆

漏勺

浅盘子

汤锅

果汁机

煤气灶

做法

1. 准备五色汁：

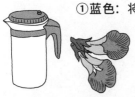 ①蓝色：将蝶豆花用热水冲泡出蓝汁。

 ②红色：甜菜根用果汁机打出汁来。

 ③绿色：用果汁机将艾叶打成汁。

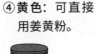 ④黄色：可直接用姜黄粉。

 ⑤白色：则是糯米粉原色。

2. 在糯米粉中加一小块嫩豆腐，可帮助消化。

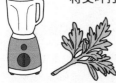

3. 分批慢慢加入上述适量的汁或粉末，在盆中揉搓成不同颜色的糯米团子。

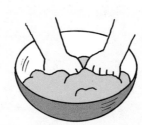

4. 将糯米团子搓成长条，分成小块，再搓成圆形。

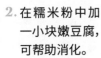

5. 将汤圆丢入煮滚的开水中，汤圆浮上来代表熟了，即可捞起。

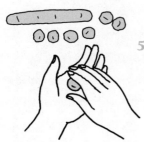

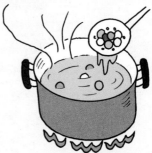

6. 可煮成咸或甜的口味。

小提示

1. 加了嫩豆腐的汤圆较易消化。
2. 红色也可用红肉火龙果，直接挖果肉下去搓搓。将玫瑰茄打成汁也可以。
3. 将搓好的汤圆放在浅盘上之前，要先在盘上撒上一层面粉，以免黏成一团。
4. 本活动适合在冬至或连续课程的最后一堂课上进行，代表圆满结束的意思。

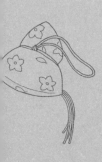
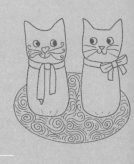

花草手工艺篇

大自然有风有雨，碰到不方便出门的下雨天，或植物多在休息的冬天，就不妨用干燥植物花叶来做做手工艺。

圣诞节做个雪人娃娃，端午节做个艾绒平安猫、平安鱼等替代传统香包，结业时用自己压的花和叶做个结业证书或纪念相框等，让全年活动不间断。

花草手工艺是最佳的手部操作训练。

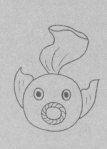

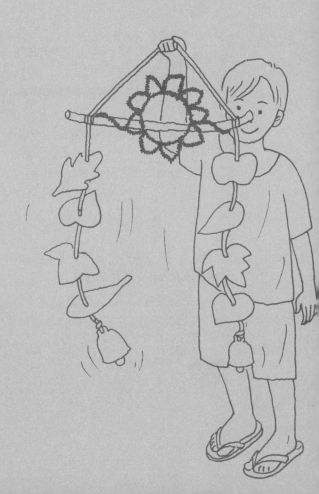

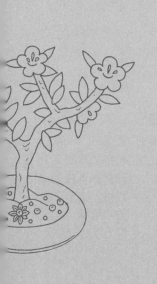

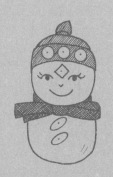

为雪人娃娃包上薰衣草衣服

在圣诞节前后，代表冬天的雪人就可以推出了。包上薰衣草，让雪人成为香喷喷的"安神助眠娃娃"。

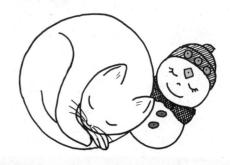

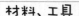

材料、工具

薰衣草 1 小杯

各式亮片

剪刀

白色糖果袜 1 只
彩色糖果袜 1 只

填充棉花

白胶

黑色、红色细油性笔各 1 支

QQ 线（弹力丝）

彩色无纺布条 1 条（约 2 厘米 ×30 厘米）

做法

1. 将白色糖果袜翻面。

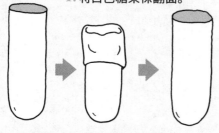

2. 于离袜尖 2 厘米处用 QQ 线捆紧，再翻回正面。

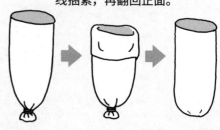

3. 摊开填充棉花，包住薰衣草。

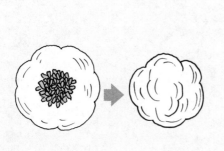

4. 将包了薰衣草的棉花塞入白色糖果袜，上部要预留 5 厘米左右，用 QQ 线绑紧。

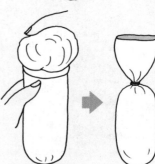

5. 将袜口回套住棉花团的一半，形成头部和身部。

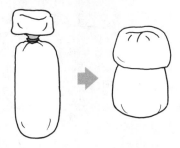

6. 在彩色糖果袜脚尖部位打一个小结，袜口松紧带部位往上卷三到四折，做成一个小帽子。

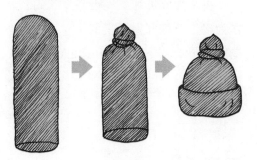

7. 将帽子戴在娃娃头部。

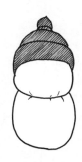

8. 将无纺布条拉长，系在娃娃中间部位，当围巾。

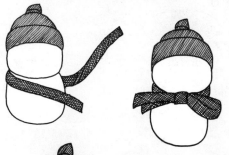

9. 用红色及黑色细油性笔画上五官。

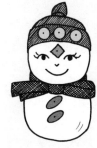

10. 贴上亮片，装饰娃娃的身体及帽子。

小提示

　　1. 薰衣草的味道有安神、助眠、舒压的功效，因此薰衣草雪人娃娃也可以称作"安神助眠娃娃"。
　　2. 若娃娃无法站立，将底部压平即可。

配套活动

安神助眠薰衣草茶

　　1. 将薰衣草装进冲茶袋。
　　2. 用热水冲，没多久即成淡紫色。
　　3. 可加蜂蜜。
　　4. 加上柠檬，会变成淡红色。

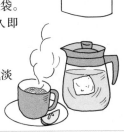

艾绒猫香包保平安

将艾绒塞进袜子，做只猫，可以作为端午节辟邪保平安的香包，也可以作为睡觉时用来驱除噩梦的守护猫。

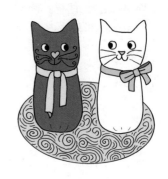

材料、工具

粗艾绒

填充棉花

玩具眼睛

黑色、红色细油性笔各1支

剪刀

胶水

约30厘米长的QQ线（弹力丝）一段

踝袜（船袜）1只

无纺布1条（约2厘米×30厘米）

缝线

针线

做法

1. 将袜子翻至反面，于离袜尖约2厘米处用QQ线缠绕，固定后翻回正面。

2. 将粗艾绒捏成球，用填充棉花包住。

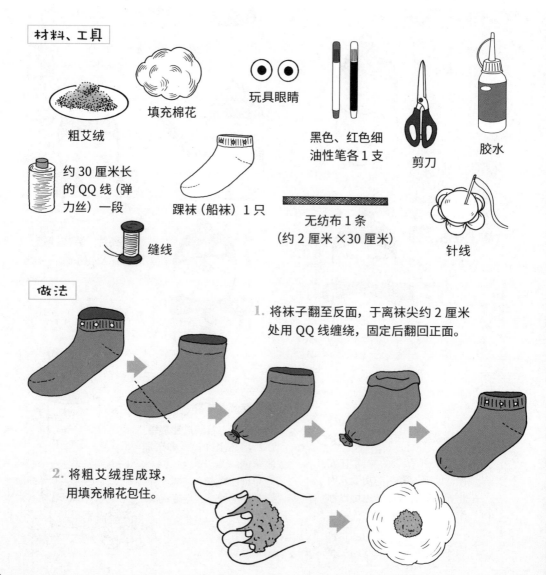

3. 将包住粗艾绒的填充棉花塞进袜子，特别是脚跟处也要塞满。

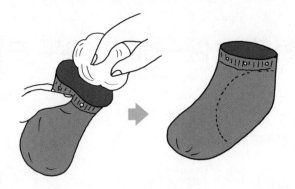

4. 将袜口对叠，用针线平针缝起来。

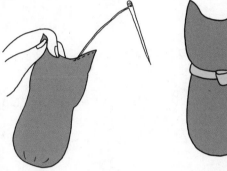

5. 拉长无纺布，在袜跟下方绑一个蝴蝶结，分出猫咪的头部和身体。

6. 用胶水粘上玩具眼睛。

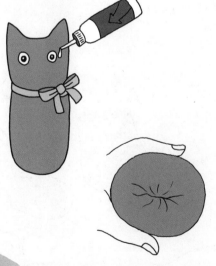

7. 用红色或黑色细字笔画出猫的胡须、嘴和鼻子。可爱的艾绒猫香包就完成了。

8. 将底部弄平，猫咪便可站立。

小提示

1. 艾草有辟邪保平安的寓意，将艾绒猫香包带在身边或放在床头可以得到平安的祝福。

2. 艾绒有天然香味，可带来丰富的嗅觉刺激。

3. 艾草又称端午艾，是端午节期间的重要植物，艾绒猫香包可以搭配端午节代替传统香包使用。

4. 艾绒猫香包也可以当使用计算机时的手腕护垫。

用短筒袜做一条艾绒平安鱼

将艾绒塞进短筒袜做一条鱼，可当辟邪保平安的香包。拿着鱼儿，游来游去，想象水里的世界。

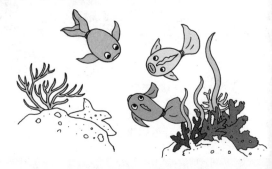

材料、工具

QQ 线（弹力丝）

玩具眼睛

彩色发圈

粗艾绒

填充棉花
（约一拳大小）

短筒袜

胶水　　剪刀

做法

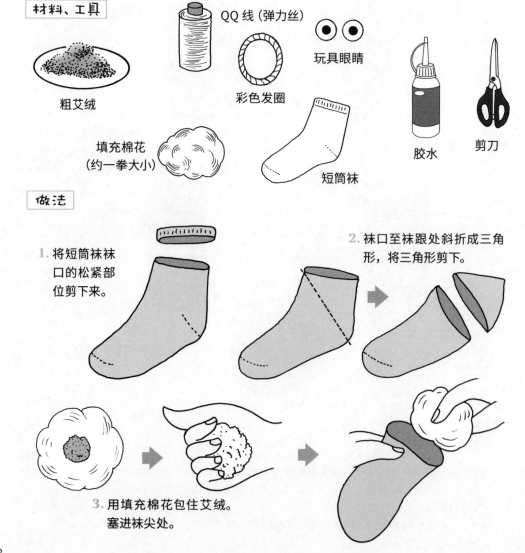

1. 将短筒袜袜口的松紧部位剪下来。

2. 袜口至袜跟处斜折成三角形，将三角形剪下。

3. 用填充棉花包住艾绒。塞进袜尖处。

4. 用 QQ 线扎紧，便成了
   小鱼身体。

5. 用胶水粘上玩具眼睛。

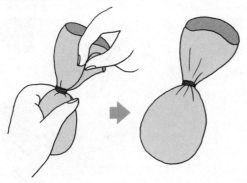

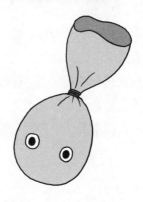

6. 将剪下的三角形剪
   成两片，用胶水粘在
   鱼身体两侧当鱼鳍。

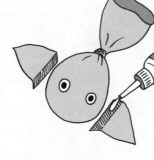

7. 可用剪下的袜口松
   紧圈做鱼嘴巴，用
   胶水粘上。

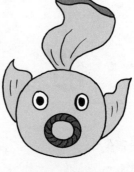

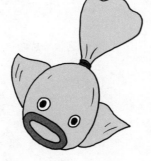

8. 也可用可爱的小发圈
   做鱼嘴巴。

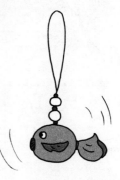

配套活动

喝艾草茶（见 P14）

 小提示

1. 艾草有辟邪保平安的寓意，将艾绒平安鱼带在身边
或放在床头能得到平安的祝福。
2. 艾绒平安鱼可以作为端午节香包使用。

做一张花束卡片，传达祝福心意

卡片可以用来表达心意、传递祝福，尤其是亲自动手做卡片，更能传达自己内心的祝福。一年中有好几次可以表达心意与传递祝福的机会，新年、母亲节、父亲节、中秋节等，就借这些节庆，让我们做一张花束卡，来传达祝福吧！

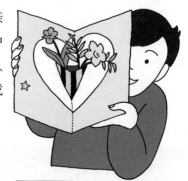

材料、工具

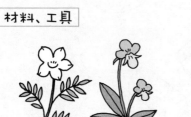
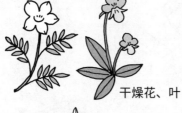

干燥花、叶

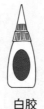

白胶　　A4 粉彩纸 2 张

 剪刀　 铅笔

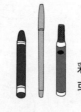

彩色笔或蜡笔

做法

1. 准备压好的花和叶（见 P198）。

2. 想想这张卡片要送给谁，要传达什么样的祝福。

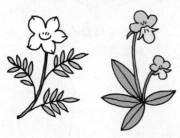

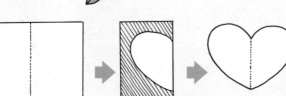

3. 将其中一张 A4 粉彩纸对折，用铅笔画出一半的心形弧线，剪下来，打开就是一颗心了。

4. 在心形纸对折线的中央，剪一道约2厘米长的横线。

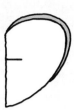

5. 将剪开的横线斜折三角形，打开后，拉出折成向内突起的漏斗状。

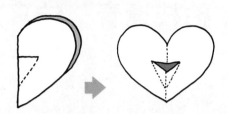

6. 取另一张粉彩纸，对折。将折痕与心形纸的对折线对齐，在心形纸的边缘涂上白胶，将心形纸粘在粉彩纸上。

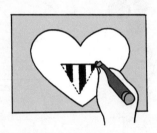

7. 当卡片折起来时，心形纸折口会出现漏斗状开口。

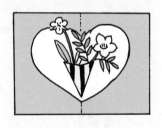

8. 彩绘漏斗状三角，代表花束包装纸。

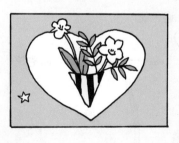

9. 在折口上，粘上干燥花、叶，设计花束，加上外围彩绘，便变成一张立体花束贺卡。

10. 写下祝福，签上名字。

小提示

1. 白胶不易干，要避免挤太多。

2. 卡片可配合任何节日使用：中秋节、母亲节、父亲节、新年、教师节等。

3. 如果没有干燥花、叶，可用叶拓（见 P188）替代。

配套活动

在做卡片的三四周前，先压好花和叶（见 P198）。

冬日里的
"枯枝逢春"仿真盆栽

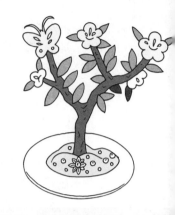

　　到了冬天，树叶落了，呈现出萧瑟的氛围。这时不妨做个"枯枝逢春"仿真盆栽，一边为冬天增添色彩，一边期待着春天的来临。

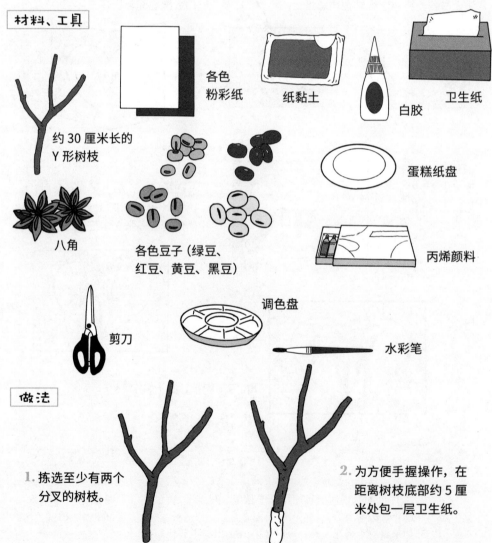

材料、工具

各色
粉彩纸

纸黏土

白胶

卫生纸

约30厘米长的
Y形树枝

八角

各色豆子（绿豆、
红豆、黄豆、黑豆）

蛋糕纸盘

丙烯颜料

剪刀

调色盘

水彩笔

做法

1. 拣选至少有两个
分叉的树枝。

2. 为方便手握操作，在
距离树枝底部约5厘
米处包一层卫生纸。

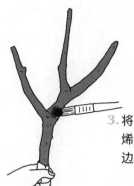

3. 将树枝涂上丙烯颜料，放旁边待干。

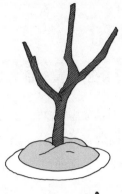

4. 将纸黏土揉成一小山状，将树枝插上。

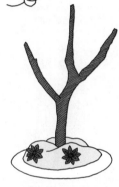

5. 在纸黏土上，用白胶粘上一两颗星形八角，增加香味。

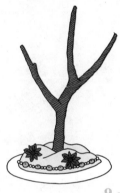

6. 用白胶压粘各色豆子。

9. 一棵美丽的祝福树就做好了。

7. 将粉彩纸剪成各式叶形纸片，并写上祝福。

8. 用白胶把叶子粘在树枝上。

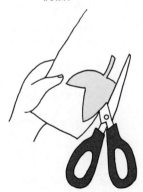

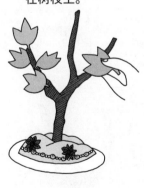

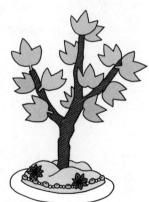

小提示

1. 丙烯颜料沾到衣服上不易清洗，要小心。
2. 纸黏土是训练手部功能的好材料，可以让学员多练习搓揉的动作。
3. 可在叶片上写下祝福语，让这棵"树"成为一棵祈福树。
4. 可在圣诞节做一棵带有祝福的"圣诞树"。

Y形树枝和
多彩毛线趣味编织

枯枝除了可以做仿真盆栽外，还可以拿来作编织的材料。挑选Y形树枝，用多彩毛线编织成一个可插花的装饰品。

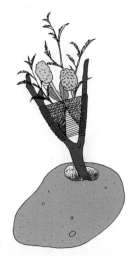

材料、工具

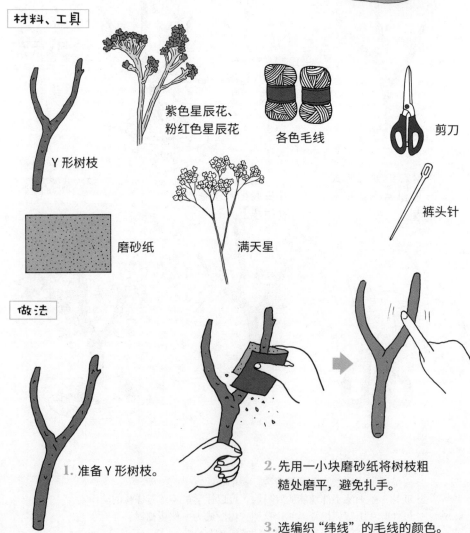

紫色星辰花、
粉红色星辰花

各色毛线

剪刀

裤头针

Y形树枝

磨砂纸

满天星

做法

1. 准备Y形树枝。

2. 先用一小块磨砂纸将树枝粗糙处磨平，避免扎手。

3. 选编织"纬线"的毛线的颜色。

4. 将毛线一头绑在 Y 形树枝分支一侧。

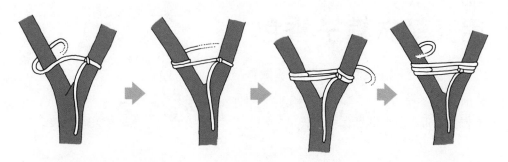

5. 平绕 Y 形树枝编织
"纬线"，织至离树
杈口约 2 厘米处。

6. 选另一种颜色的毛线，
织"经线"。

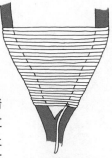

7. 裤头针穿过毛线，顺着
"纬线"，一上一下地穿过
"纬线"往上织，织到上
部顶端后，再从上往下
按照之前的方法继续织。

8. 可用直线变
化出不同的
图案花纹。

9. 剩下的线头，可
收进编织网内。

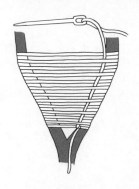

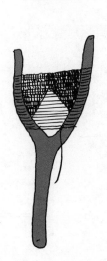

10. 在毛线缝中插上
鲜花即可完成。

小提示

1. 鲜花最好选择可以成为干燥花品的花材。
2. 此活动需花较多时间，要斟酌活动参与者的视力和能力。
3. 做编织时也可只绕"纬线"。

端午节，
用艾草做粽子香包

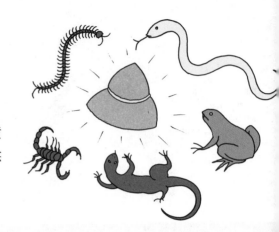

端午节是很重要的节日，除了做香喷喷的粽子来吃以外，还要缝个包艾草的粽子香包，带在身上辟邪保平安！

材料、工具

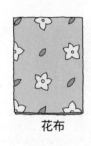

花布

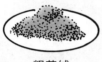

粗艾绒

填充棉花

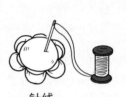

针线

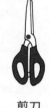

剪刀

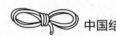

中国结绳

做法

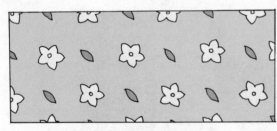

1. 将花布裁剪成长方形（8厘米×20厘米）。

2. 反面对折（8厘米×10厘米）。

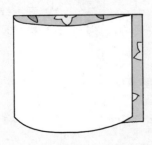

3. 将花布两边缝好，只留下一个长边缺口。

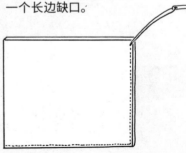

4. 将缝好的花布翻回正面，成为长方形口袋。

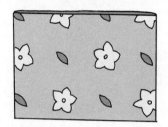

5. 先搓两小团填充棉花，将底下两个角填满。

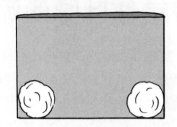

6. 用填充棉花包住粗艾绒，塞入花布口袋。

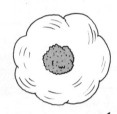

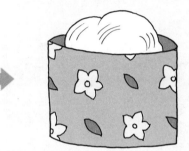

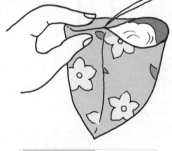

7. 开口稍折进去 1 厘米，开口要与底线垂直缝起来。

8. 在中央处，绑上中国结绳，粽子形状就出来了。

配套活动

艾草茶、艾草蛋、艾草酒（见 P14）

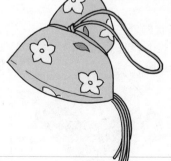

小提示

1. 此活动可在端午节时做。
2. 棉花里面包粗艾绒，有辟邪保平安的寓意。

叶子拓印风铃，
带给你叶脉的呢喃

安静而沉默的植物对五感的刺激，最弱的就属听觉刺激了。植物的听觉刺激，得靠外力，其中最主要的就是"风"。

就用叶拓来做个风铃，展现"风来了"的声音吧。

材料、工具

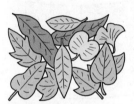

各种形状的叶子约 8 片

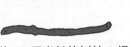

约 40 厘米长的树枝 1 根

过塑膜

粉彩纸

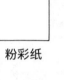

彩色笔

100 厘米长的细麻绳 3 条

铃铛 2 个

各色毛绒条约 3 根

打洞器

塑封机

做法

1. 收集不同形状的叶子，大小不要超过 A4 纸的一半，事先压平。

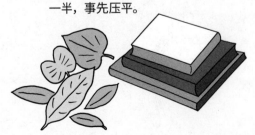

2. 在叶脉清楚的叶背，涂上颜色。

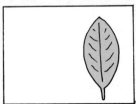

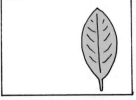

3. 将叶子拓印在粉彩纸上。

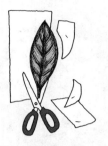

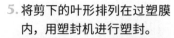

5. 将剪下的叶形排列在过塑膜内,用塑封机进行塑封。

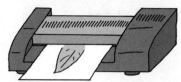

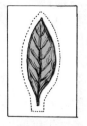

4. 等拓印颜料干后,顺着叶形剪下,并在背面写上祝福语。

6. 沿着距叶子边缘1厘米处裁剪。

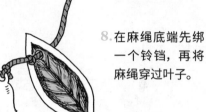

8. 在麻绳底端先绑一个铃铛,再将麻绳穿过叶子。

7. 在塑封好的叶子上方打洞。

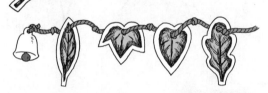

9. 每隔约10厘米打个结,再穿另一片叶子,四片串成一条,共串两条。

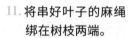

10. 用毛绒条卷捆、装饰树枝。

11. 将串好叶子的麻绳绑在树枝两端。

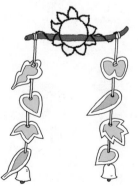

12. 用一根麻绳绑在树枝两端,便可吊挂在迎风处,成了迎风而响的风铃。

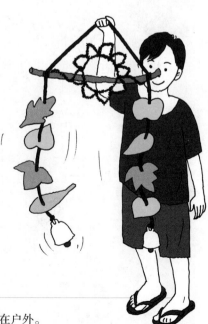

小提示

如用硬卡纸,就可不用塑封,但不适合挂在户外。

简单、易制的青草花圈

在西方国家，花圈是圣诞节十分应景的装饰品。通常圣诞花圈会用藤圈来做。藤圈在花店可买到，大多数是进口的，价钱不菲，因此我们在青草里找到了藤圈的替代品——粉藤和海金沙！

材料、工具

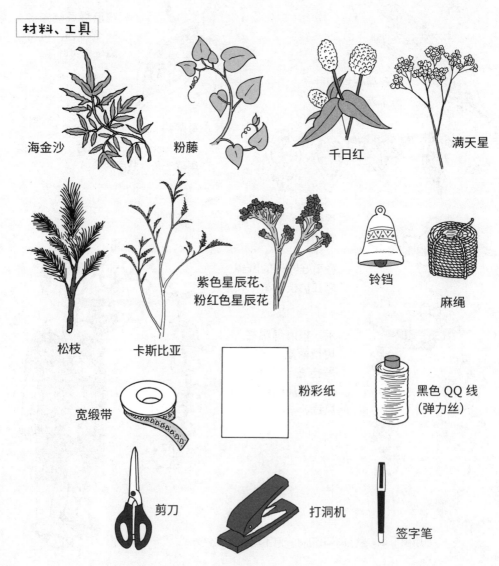

海金沙　粉藤　千日红　满天星

松枝　卡斯比亚　紫色星辰花、粉红色星辰花　铃铛　麻绳

宽缎带　粉彩纸　黑色 QQ 线（弹力丝）

剪刀　打洞机　签字笔

做法

1. 先将粉藤绕成一个圆，直径约20厘米，用QQ线固定。

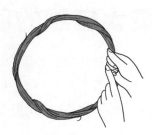

2. 海金沙绕着粉藤，用QQ线固定成青草圈。

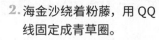

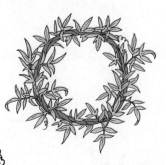

3. 用宽缎带打个蝴蝶结，固定在青草圈最上端。

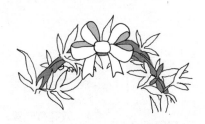

4. 用QQ线将鲜花束成数个约15厘米长的小花束，每个小花束含3～5枝鲜花。

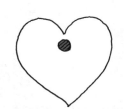

5. 将束好的小花束，用QQ线沿着青草圈绑定。

6. 用粉彩纸剪张祝福卡，写上祝福语，并在上方用打洞机打个洞。

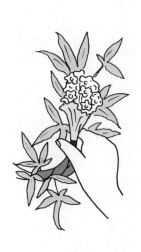

7. 用麻绳分别系上铃铛和祝福卡，并绑在蝴蝶结的下方。

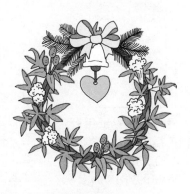

8. 五彩缤纷、带着祝福的青草花圈就完成了。

小提示

1. 粉藤、海金沙在中药店可订到鲜品。
2. 海金沙是世界最长的蕨类，在野外可经常见到。

3. 若无粉藤，单用海金沙也可以。
4. 配合圣诞节，可添增节庆的欢乐。
5. 也可以当花冠。

枝叶笔记本，记录大自然的回忆

用大自然的枯枝、树叶做属于自己的独一无二的观察记录笔记本，然后赋予每个笔记本一个主题，如蔬菜栽种观察手册、保健植物图鉴、大自然笔记等，将与植物、大自然的接触，留存成一本本美好的经验回忆册！

材料、工具

橡皮筋

约 15 厘米长的树枝

各种形状的叶子

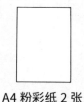
A4 粉彩纸 2 张
（封面和封底）

双孔打洞器

彩色笔

做法

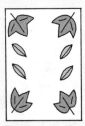

1. 将两张粉彩纸用叶子拓印设计成笔记本的封面和封底（叶子拓印见 P188）。

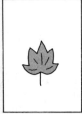

2. 为自己的笔记本命名，并将其写在封面上。而封底则写上自己的名字。

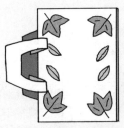

3. 封底、封面对齐，一起用双孔打洞器各打两个洞。直翻、横翻都可以。

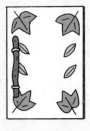

4. 将橡皮筋的两端从封面穿过双孔，在封底处套在树枝两头。

小提示

1. 笔记本的名字可以是"栽种记录"，也可以是"保健植物图鉴"等。
2. 笔记本的内容可随时拿出来复习。

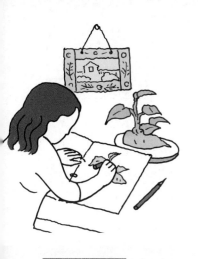

用纸黏土做纪念相框

在一个课程结束时，可以做个纪念相框，当作此次课程活动的回忆。之前做了豆子相框（见 P151），这次加上干燥花草和香料来做个纸黏土相框吧！

材料、工具

彩色瓦楞纸

西卡纸约 A4 大小

白胶

个人相片

干燥花草

纸黏土

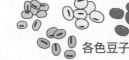
各色豆子

中国结绳

八角

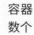
容器数个

双孔打洞器

剪刀

做法

1. 将各色豆子分别倒入每个容器中。

2. 挑一张活动期间拍的照片。

3. 将照片贴在西卡纸上。

5. 将彩色瓦楞纸粘贴在照片四周，当成相框。

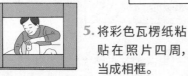

4. 将彩色瓦楞纸依上面折痕剪成条状。

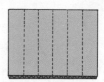

6. 用双孔打洞机在相框上面打出双孔，并将纸黏土包覆在相框上。

7. 用白胶将豆子、干燥花草和八角压粘在纸黏土上，作为装饰。

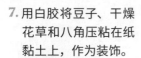

8. 绑上中国结绳即可吊挂。

小提示

1. 除豆子、干燥花草外，还可加些小石头、树枝等材料。

2. 在白胶干之前，不要移动相框。

配套活动

简易压花（见 P198），在 3 周前先压好花和叶。

结业啦！自制结业证书

在连续课程将要结束前，最好先告诉学员："再有两次就要结业喽。"最后一堂课，可以做个纪念相框，还可做一张结业证书，一方面宣告课程的结束，另一方面代表着对学员学习的肯定。

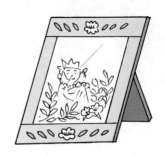

材料、工具

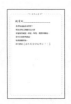

A4 大小结业证书

白胶

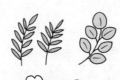

压好的花、草

过塑膜

塑封机

做法

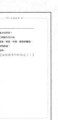

1. 事先设计结业证书，并打印下来。写上对学员学习的肯定。

2. 签上自己的名字。

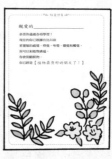

3. 设计并将压好的花草粘贴在结业证书上。

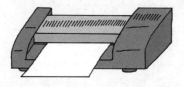

4. 夹放在过塑膜里，用塑封机塑封，作为结业证书。

小提示

1. 白胶不要涂抹太多，否则塑封时会被挤压出来。
2. 压花不要用太厚的花和叶片，太厚则不容易塑封。
3. 可贴一张学员活动照片。
4. 可在塑封前，请讲师、同学签名留念。
5. 如果没有压花材料，也可用叶子拓印方式来美化。

配套活动

配合此次结业证书需要的压花，可在前三四周设计压花课程（见 P198）。

亲爱的 ＿＿＿＿＿＿＿＿＿＿＿

恭喜你通过各项学习！

现在的你已经拥有比以前

更灵敏的视觉、嗅觉、味觉、听觉和触觉。

你可以和植物沟通，

你会照顾植物，

你已经是【植物最好的朋友了！】

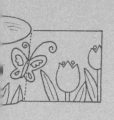

植物的家篇

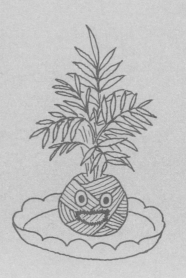

　　栽种植物需要盆器来承载土壤，这样植物才能安心地在里面成长。所以我们称承载土壤的盆器是"植物的家"。

　　植物的家要装饰，装饰能让它好看并且具有特性：家里要有舒服的土床，所以要有帮忙守住水并且保湿的发泡炼石，而有机土加蛭石加珍珠石，则能让土床有良好的排水功能。

　　植物有了美丽而舒服的家，就会长得又壮又大。

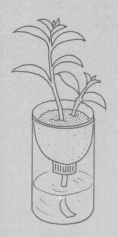

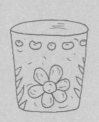

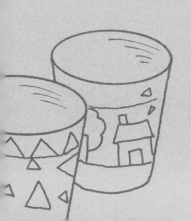

我的花盆最可爱

没有地，没关系，一个盆器就是最小的一块地了。要栽种，只要有阳台或顶楼露台就可以了。每个盆器就像植物的家，因此每栽种一盆，就是帮植物设计一个属于它的家，每个家都有它的特性，而每个植物都住在符合自己特性的家里。

胶布花盆

材料、工具

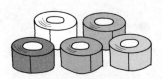

各色绝缘胶带

塑料花盆

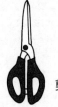

剪刀

做法

1. 先为植物构思家的设计图。

配套活动

准备红色、黄色、黑色、绿色、白色绝缘胶带，可穿插五行五色概念。

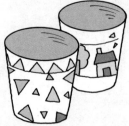

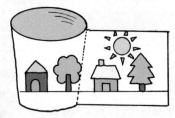

2. 再用各色绝缘胶带剪成各种形状，贴在花盆上。

小提示

1. 盆器布置不仅有美化功能并且可以提高辨识度，这对失智群体尤为重要。
2. 盆器可以使用旧的，只要清洗、晾干即可。
3. 彩色绝缘胶带就是俗称的"电火布"，在五金店有卖，有红、黄、黑、绿、白等颜色。

彩绘花盆

材料、工具

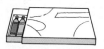
各色丙烯颜料

塑料花盆

调色盘 洗笔筒

报纸 水彩笔

做法

1. 桌面铺上报纸，请学员在报纸的范围内彩绘（桌面沾到颜料，不易清除）。

2. 学员在自己的调色盘上调色。

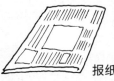

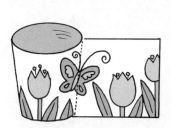

3. 构思要为植物设计一个怎样的家，并画在花盆上。

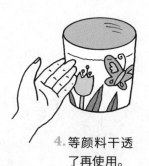

4. 等颜料干透了再使用。

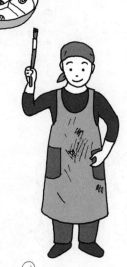

小提示

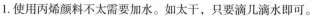

1. 使用丙烯颜料不太需要加水。如太干，只要滴几滴水即可。

2. 丙烯颜料不要涂到衣服上或桌面上。学员最好能穿上围裙，以防衣服沾染到。

3. 使用不同颜料前，要先把水彩笔上的颜料洗干净并用卫生纸吸干水。

4. 丙烯颜料很容易干掉，使用完的水彩笔，要立刻清洗，否则会变干硬而无法使用。

5. 水彩笔可以用长柄棉花棒代替。

贴纸花盆

材料、工具

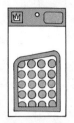
各形各色的彩色贴纸

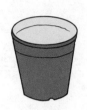
塑料花盆

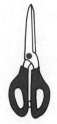
剪刀

做法

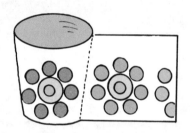
1. 为植物的家设计图案。

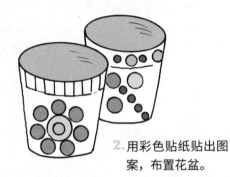
2. 用彩色贴纸贴出图案，布置花盆。

圆形贴画示意图

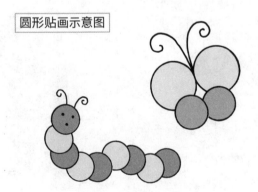
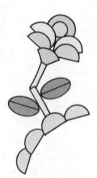
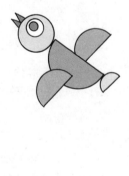

小提示

1. 鼓励收集旧塑料花盆使用，清洗干净后可包一层铝箔纸，就变成一个新盆器了。

2. 贴纸也可剪拼成想要的形状，如花、瓢虫、太阳等。

3. 可通过贴纸训练辨识形状和颜色。

4. 贴纸的缺点就是不耐风吹雨打。

毛线
花盆

材料、工具

亮片

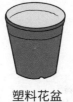
塑料花盆

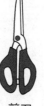
剪刀

白胶

各色毛线

窄版双面胶
(约 1 厘米宽)

做法

1. 在塑料花盆上贴上一
圈圈的双面胶。

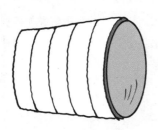

2. 每撕掉一圈双面
胶的离型纸，就选
一种颜色的毛线
缠上去。

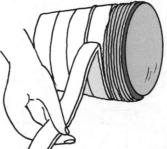

3. 缠满塑料花盆后，
用白胶粘上亮片。

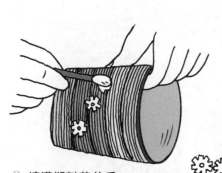

4. 也可将双面胶的离型纸全
部撕开，任意缠绕毛线。

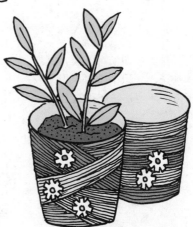

 小提示

可收集旧塑料花盆，洗干净并晾干，重复使用。

纸黏土花盆

材料、工具

 纸黏土

 白胶

 塑料花盆

 丙烯颜料

 调色盘

各色豆子

干燥花、叶

小水盆

水彩笔

做法

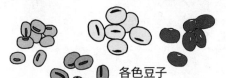

1. 将纸黏土搓揉成长条形或小圆球。

2. 将长条纸黏土压绕在花盆上，或将小圆球一个一个压贴在花盆上，将花盆全面覆盖。

3. 用纸黏土捏塑装饰造型，例如一朵花、一只小虫等，用白胶将装饰造型粘贴在花盆上。

4. 将各色豆子和干燥花、叶，压粘在纸黏土上。

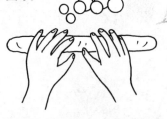

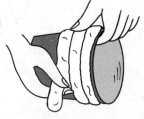

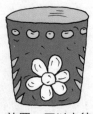

5. 放置一天以上待干。

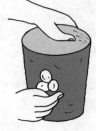

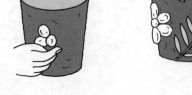

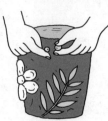

6. 干了之后，涂上丙烯颜料，花盆马上变身。

 小提示

1. 鼓励收集旧塑料花盆，洗干净、晾干，并重复使用。
2. 压捏纸黏土的过程，是非常好的手指运动过程。

246

培养爱心的简易育苗瓶

　　生活中，我们用了非常多的塑料瓶，塑料瓶因极不容易分解，已对生态环境造成了破坏。我们一方面可以尽量少用它们，另一方面则可以想办法重复使用它们，如它们可用来当花瓶，也可用来作育苗瓶。

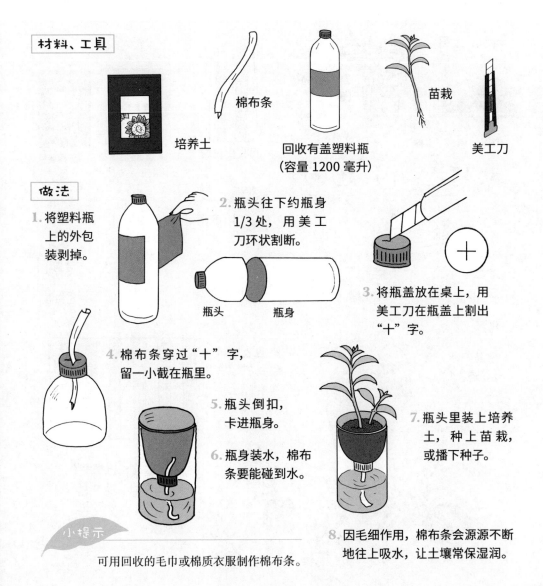

材料、工具

棉布条

苗栽

培养土

回收有盖塑料瓶
（容量 1200 毫升）

美工刀

做法

1. 将塑料瓶上的外包装剥掉。

2. 瓶头往下约瓶身 1/3 处，用美工刀环状割断。

瓶头　　瓶身

3. 将瓶盖放在桌上，用美工刀在瓶盖上割出"十"字。

4. 棉布条穿过"十"字，留一小截在瓶里。

5. 瓶头倒扣，卡进瓶身。

6. 瓶身装水，棉布条要能碰到水。

7. 瓶头里装上培养土，种上苗栽，或播下种子。

8. 因毛细作用，棉布条会源源不断地往上吸水，让土壤常保湿润。

小提示

可用回收的毛巾或棉质衣服制作棉布条。

慵懒系绿植，
可多天不浇水的水苔球

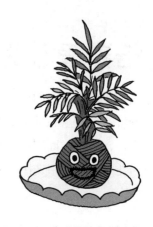

运用水苔吸水、保水的特性，将植物包捆起来，就成了"水苔球"。只要水苔保湿，可以好几天不用浇水，非常适合容易照顾的室内植物。

材料、工具

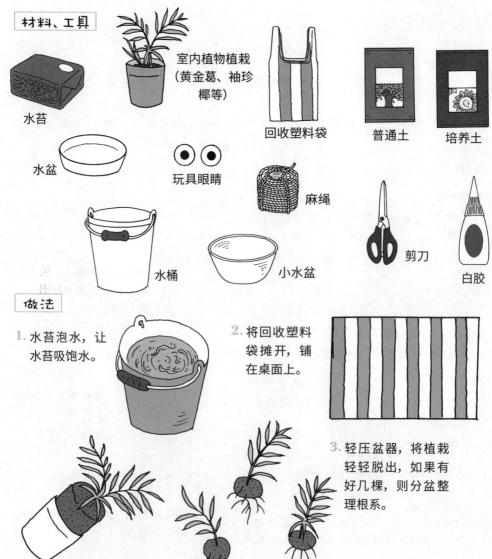

水苔

室内植物植栽
（黄金葛、袖珍
椰等）

回收塑料袋

普通土

培养土

水盆

玩具眼睛

麻绳

水桶

小水盆

剪刀

白胶

做法

1. 水苔泡水，让水苔吸饱水。

2. 将回收塑料袋摊开，铺在桌面上。

3. 轻压盆器，将植栽轻轻脱出，如果有好几棵，则分盆整理根系。

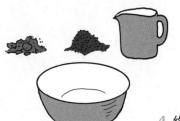 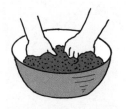 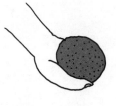

4. 约一半培养土、一半普通土，加一些水，在小水盆里搅和均匀。普通土较黏，较容易塑型。用手捏可成土团，土团要湿度适中，且不会滴水。

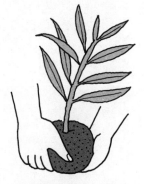 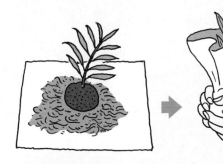

5. 用调好的土，将植栽包裹起来。

6. 在塑料袋上铺上一层泡水水苔，将土团植栽放在上面，用底层塑料袋将整个包起来，捏紧。

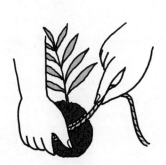 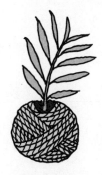 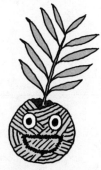

7. 打开塑料袋，一手捧着包水苔植栽，一手在水苔上缠绕麻绳。

8. 直到水苔稳固、不会掉。

9. 包水苔植栽完成后，可在水苔球上粘上眼睛、嘴巴等，设计成"水苔娃娃"。放在水盆上，即可完成。

 小提示

1. 水苔可以选择原色或绿色。
2. 水苔浇水法：等水苔干后，将整棵植栽浸泡在水里，待湿透后捞起。
3. 绑的绳子，可以选择麻绳、黑缝线或黑色 QQ 线。
4. 如是小团体活动，则可用水苔娃娃玩角色扮演的游戏。

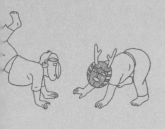
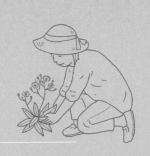

户外篇

当心情烦躁时，我们会想要走进大自然，接受大自然安静的抚慰；当心情低落时，我们也可以走进大自然，接受大自然生命的鼓舞。

大自然本身就有四大疗愈力量：风、火、土、水（或称地、水、火、风）。在大地上，我们感受风的吹拂，体验摸土、踩土的乐趣，看看树叶、花朵，大口呼吸清新空气等，都能感到疗愈。

运用天然材质，体验大自然的四大元素，效果绝不是室内课程可以比拟的。

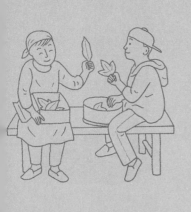
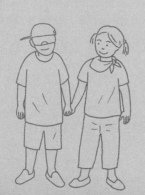
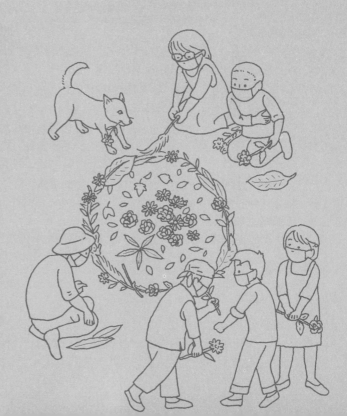

快来！保护鸡蛋

走到户外就要多利用大自然的元素，和大自然玩耍。野外最多的，不外乎是落叶、枯枝、土等。如何用这些随手可取的素材，来保护一枚脆弱易破的鸡蛋？这就需要大家总动员，收集材料来保护鸡蛋，不让它摔破。

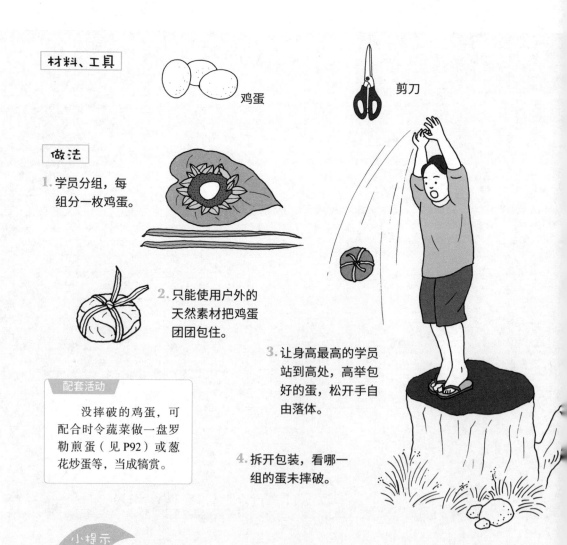

材料、工具

鸡蛋

剪刀

做法

1. 学员分组，每组分一枚鸡蛋。

2. 只能使用户外的天然素材把鸡蛋团团包住。

3. 让身高最高的学员站到高处，高举包好的蛋，松开手自由落体。

4. 拆开包装，看哪一组的蛋未摔破。

配套活动

没摔破的鸡蛋，可配合时令蔬菜做一盘罗勒煎蛋（见 P92）或葱花炒蛋等，当成犒赏。

小提示

只可使用户外的天然素材包裹鸡蛋，塑料绳、塑料瓶、橡皮筋等人造物品不行。

献给大地妈妈的曼陀罗

曼陀罗除了可在室内用纸盘来做以外，更可以到户外发挥想象，枯枝、落叶、石头、野花等，都可成为献给大地妈妈的礼物。

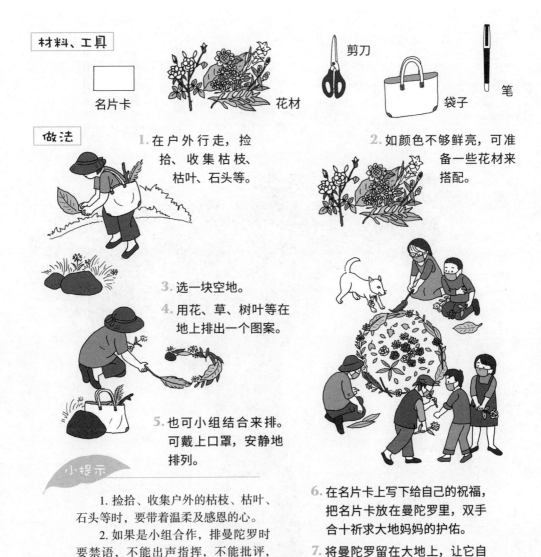

材料、工具

名片卡　　花材　　剪刀　　袋子　　笔

做法

1. 在户外行走，捡拾、收集枯枝、枯叶、石头等。

2. 如颜色不够鲜亮，可准备一些花材来搭配。

3. 选一块空地。

4. 用花、草、树叶等在地上排出一个图案。

5. 也可小组结合来排。可戴上口罩，安静地排列。

小提示

1. 捡拾、收集户外的枯枝、枯叶、石头等时，要带着温柔及感恩的心。

2. 如果是小组合作，排曼陀罗时要禁语，不能出声指挥，不能批评，要随自己的直觉互相搭配并排出来。

6. 在名片卡上写下给自己的祝福，把名片卡放在曼陀罗里，双手合十祈求大地妈妈的护佑。

7. 将曼陀罗留在大地上，让它自然消失。

253

寻找一棵属于自己的树

　　每个地方都可以有一棵自己的树。找一棵喜欢的树，搜集它的身高、腰围，还有树皮纹路等，为它做一个身份证吧。

　　每一棵树就像一栋公寓，里面住了不少生物，可以好好调查一下。

材料、工具

作业单

小张棉纸
（约 6 厘米 ×6 厘米）

彩色笔　　蜡笔　　铅笔

做法

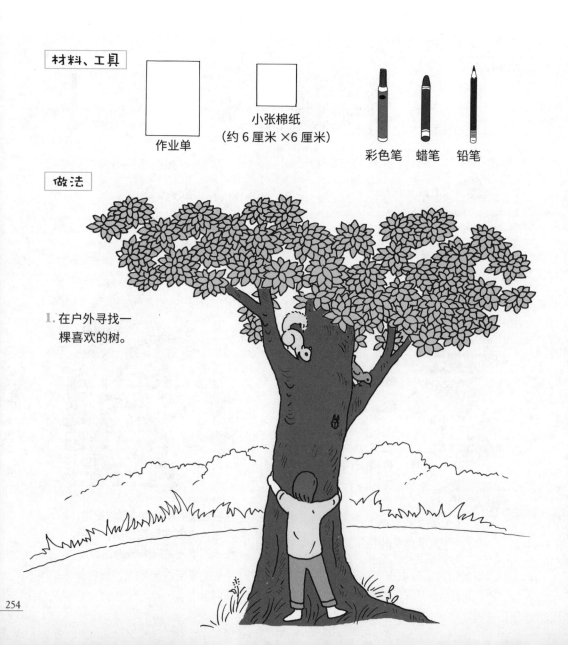

1. 在户外寻找一棵喜欢的树。

2. 为一棵树制作身份证。

①**树的指纹（拓印树皮）**：将棉纸靠在树皮上，用一截蜡笔横擦棉纸，就会出现树纹。

②**树的身高**：可以两人一组，请伙伴站在树旁，你站在远处，目测树大约是伙伴身高的几倍，伙伴的身高乘以倍数就大约是树的身高了。

③**树的腰围**：可用双手围抱来测。

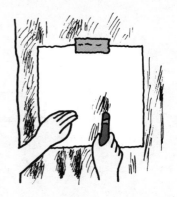

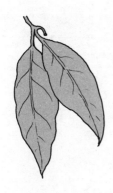

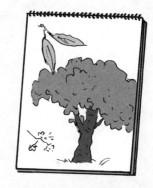

④**叶子观察**：叶子是树很重要的器官。摘两片叶子，仔细观察、触摸叶面和叶背，看看是否一样。

⑤**拓印叶子**：也可用彩色笔在叶背上涂色，再转印到作业单上。

⑥**帮树起名字**：你最想怎么称呼它呢?

⑦**树的画像**：距离稍拉远，找一个角度把树的整个造型画下来。

⑧**树上开花结果了吗**? 画下来。

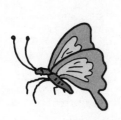
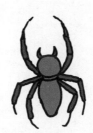
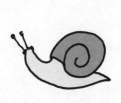
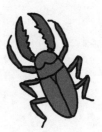

⑨**观察树上的住客**：蚂蚁、蜘蛛、蜗牛等，都不要错过。

我的树

我是: _____

今天是: _____年 _____月_____日

天气: □晴　□雨　□阴　□有风　□有云

树名	
我叫它	
身高（厘米）	
腰围（厘米）	（提示：用双手去抱它）

叶子 （贴叶子正、反面 各一片，或拓印）	正面： 长：_____厘米 有毛 滑滑的 粗粗的 硬硬的 软软的	反面： 长：_____厘米 有毛 滑滑的 粗粗的 硬硬的 软软的

树干	抱抱树
	☐用一小张棉纸和笔将树皮上的纹路拓下来，贴在下面。

花	☐开花了吗？
	☐如果开花了，请画在下面。

果	□结果了吗? □如果结果了，请画在下面。

树上的住客	找找看，树上住了哪些生物? 蜘蛛 蚂蚁 毛虫 蝴蝶 蜜蜂 其他昆虫 鸟 其他

来一场变身面具游戏

大自然是个共生社会，里面有各种动物、植物，以及滋养生物的阳光、空气、水、土壤，每一分子都扮演着不同的角色，形成一个生态系统。来到这里，借由面具制作，让每个人变身，换一个角色来想想看：这个角色在大自然里发挥着什么功能呢?

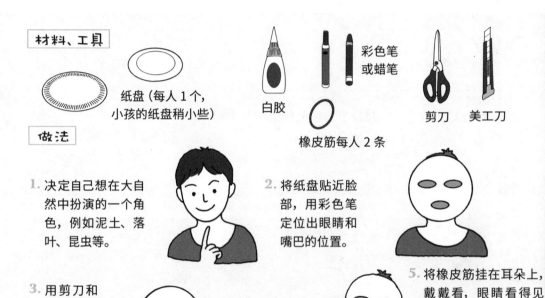

材料、工具

纸盘（每人1个，小孩的纸盘稍小些）

白胶

彩色笔或蜡笔

橡皮筋每人2条

剪刀　美工刀

做法

1. 决定自己想在大自然中扮演的一个角色，例如泥土、落叶、昆虫等。

2. 将纸盘贴近脸部，用彩色笔定位出眼睛和嘴巴的位置。

3. 用剪刀和美工刀挖剪出眼睛和嘴巴。

4. 在纸盘左右两边各钻一个洞，穿上橡皮筋。

5. 将橡皮筋挂在耳朵上，戴戴看，眼睛看得见周围的一切吗?

6. 在面具上创作，也可收集自然素材进行装饰，呈现角色特性。

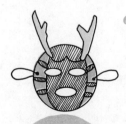

7. 戴上面具后，即变身为你选的角色，用新的身份和别人说话。

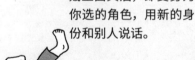

小提示

1. 可分组讨论剧本，编排戏码，进行戏剧表演。
2. 演出后，可探讨大自然中每种角色的作用。

和小伙伴一起，画一幅自然诗画

大自然中充满了诗画，怎么去体现它呢？只要静静地走，不要太用脑去思考，放松地走着，看着树、花、草等，等待字词的浮现。将浮现的字词写下来，再组成诗词，于是画面就跟着出现，一幅美丽的"自然诗画"就完成了。

材料、工具

纸　丙烯颜料　调色盘　水彩笔　笔

做法

1. 可以个人玩，也可以小组玩。

2. 每个人走进大自然中，静心体会，写下脑中浮现的三个关联词（可以是名词、动词、形容词）。

3. 用这三个词写出三句话。

4. 用这三句话写成一首诗（可加减字句）。

5. 将这首诗画成一幅画。

6. 如果是小组，可以将每个人带回来的三个词组合成短诗，再完成诗画。

小提示

有时，集体创作出来的诗词，可能蕴含着大自然的奥秘哦。

增进社交互动的枝叶猜拳游戏

当场面沉闷，或大部分人都互不认识时，可以来玩一场"我是大拳王"，大家站起来，去寻找猜拳对象。在猜拳前，互相做个简短的自我介绍！

材料

叶梗上有五片小叶的枝叶
（例如七里香枝叶）

做法

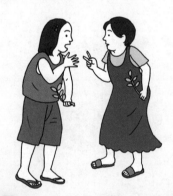

1. 每人拿着一枝有五片小叶的枝叶，去找其他人猜拳。
2. 猜拳前，要互相报出姓名来。

3. 两两猜拳，猜赢的人可拔下输的人手中的一片小叶，放在手里。
4. 五片叶子全部被拔光的人，就败阵坐下。
5. 计时约5分钟，时间一到就喊"停"。

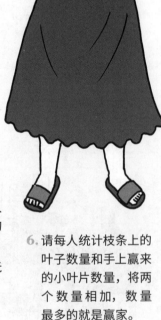

6. 请每人统计枝条上的叶子数量和手上赢来的小叶片数量，将两个数量相加，数量最多的就是赢家。

小提示

1. 可准备一份礼物，增加竞争的热情。
2. 最方便使用的就是七里香枝叶。

把野草插花带回家

不要以为野花、野草长得都不起眼，其实它们只是长得小，如果靠近看，仔细欣赏，每朵花、每片叶子，都是一个美丽的世界。

走在大自然中，不妨注意脚下，采集一些野花草，带回室内，来个野草插花，把大自然的气息留在室内。

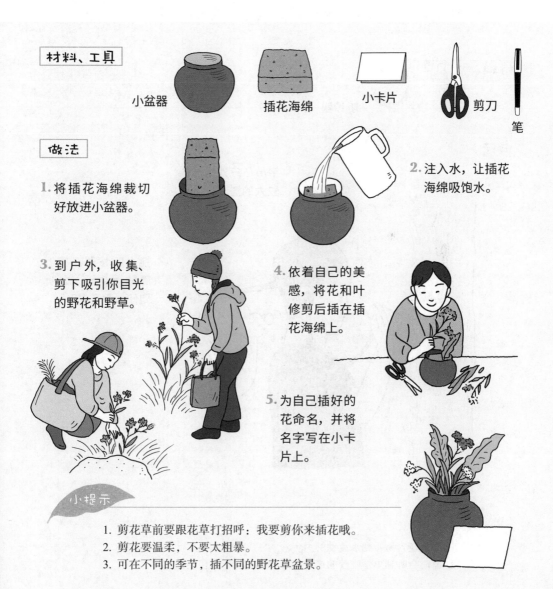

材料、工具

小盆器　插花海绵　小卡片　剪刀　笔

做法

1. 将插花海绵裁切好放进小盆器。

2. 注入水，让插花海绵吸饱水。

3. 到户外，收集、剪下吸引你目光的野花和野草。

4. 依着自己的美感，将花和叶修剪后插在插花海绵上。

5. 为自己插好的花命名，并将名字写在小卡片上。

小提示

1. 剪花草前要跟花草打招呼：我要剪你来插花哦。
2. 剪花要温柔，不要太粗暴。
3. 可在不同的季节，插不同的野花草盆景。

走进大自然，听树在说话

在植物的五感刺激里，就属听觉刺激最弱了，例如树就好安静。树要发出我们听得到的声音，得靠风，风吹树叶，会摩擦出"沙沙"的声音；得靠水，雨打芭蕉，会吵得人晚上睡不好觉。那树自己内部的声音呢？那就得靠可以让微弱声音扩大的"听诊器"了。

买一个听诊器贴近树干，会听到水流动的声音，那是树根从地里吸水并将水往上送到树叶的声音，原来那是树在喝水的声音！

材料、工具

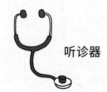

听诊器

做法

1. 学员在户外找一棵较大的树。

2. 挂上听诊器，将听筒贴近树干，会听到什么声音呢？

小提示

1. 大树较容易听到水流动的声音。
2. 有时会听到虫子啃咬的声音，有可能是虫子躲在里面啃树干。

你说我画小游戏

描述语言和听者的理解，会有多大的差距呢？就用一个小游戏来测一测吧。

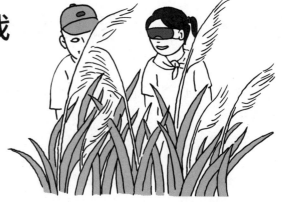

材料、工具

 A4 纸

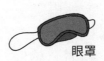 眼罩

 彩色笔或蜡笔

做法

1. 两人一组。一人蒙眼，一人带路，找一棵植物，可以是草，也可以是树。

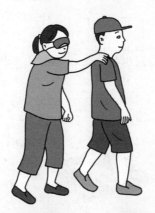

2. 找到后，带路者描述植物的特性给蒙眼者听。

3. 蒙眼者可提问，例如，叶子有多大？是草，还是树？有花吗？

4. 收集到足够信息后，带路者带蒙眼者回室内。

5. 蒙眼者拿下眼罩，根据听到的所有信息，画出植物的样子。

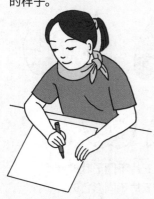

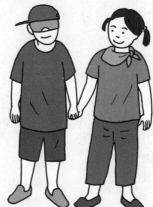

6. 画好后，带路者带画者（蒙眼者）去看植物本来的样子。

7. 带路者和蒙眼者互换角色。

8. 都画好了之后，彼此讨论语言、认知和图像间的差异。

躺在草坪上，接受大自然的馈赠

大自然中充满了各式各样的颜色、形状、味道、声音等信息，准备一个盒子，让我们走进大自然收集这些大自然传送出来的宝物！

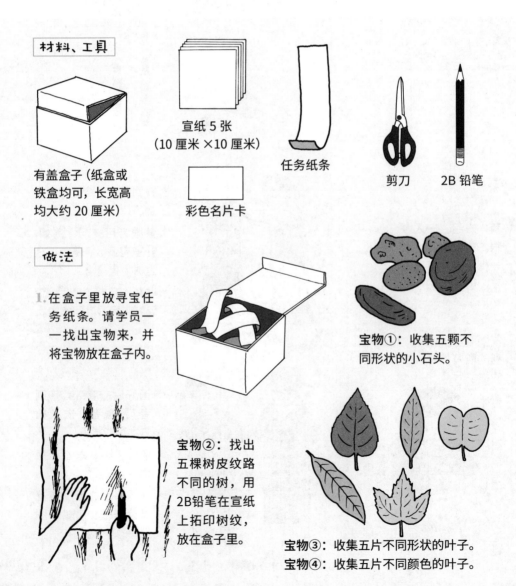

材料、工具

有盖盒子（纸盒或铁盒均可，长宽高均大约 20 厘米）

彩色名片卡

宣纸 5 张
（10 厘米 ×10 厘米）

任务纸条

剪刀

2B 铅笔

做法

1. 在盒子里放寻宝任务纸条。请学员一一找出宝物来，并将宝物放在盒子内。

宝物①：收集五颗不同形状的小石头。

宝物②：找出五棵树皮纹路不同的树，用2B铅笔在宣纸上拓印树纹，放在盒子里。

宝物③：收集五片不同形状的叶子。
宝物④：收集五片不同颜色的叶子。

宝物⑤：找出五种有味道的叶子，各收集一片。

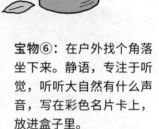

宝物⑥：在户外找个角落坐下来。静语，专注于听觉，听听大自然有什么声音，写在彩色名片卡上，放进盒子里。

宝物⑦：在彩色名片卡上写下3个大自然送给你的祝福。

2. 找到所有宝物后盖上纸盒，写下姓名和日期。

3. 学员打开盒子，彼此分享聚宝盒中的宝物。

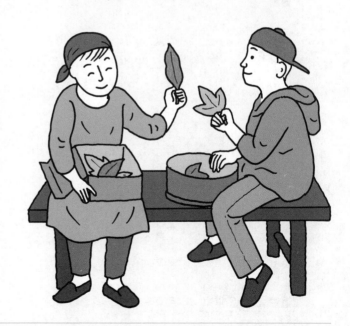

小提示

收集树叶或捡拾小石头时要先和它们打招呼，动作要轻柔。

附录一 春天与秋天适合播种的植物

※难易度，由易到难为：易——▶不难——▶稍难——▶易招虫

春天

菜名	方式	难易度	备注
空心菜	种子	易	
白、红苋菜	种子	易	
罗勒	种子、苗栽	易	
紫苏	种子	易	
葱	种子、插枝	易	
辣椒	种子	易	
玉米	种子	不难	需多颗，不要混种
秋葵	种子	易	五月播种
玫瑰茄	种子	易	五月播种
落花生	种子	易	
绿豆	种子	易	
敏豆（四季豆）	种子	易	矮种不用棚架
长豇豆	种子	易	矮种不用棚架
毛豆（黄豆）	种子	易	

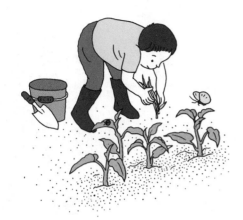

菜名	方式	难易度	备注
茄子	苗栽	不难	
苦瓜	苗栽	不难	需棚架
小黄瓜	苗栽	稍难	需棚架
南瓜	种子、苗栽	不难	棚架或在地上爬
丝瓜	种子、苗栽	不难	需棚架
蒲瓜	种子、苗栽	不难	需棚架
姜	根茎	易	生长季长
姜黄	根茎	易	生长季长
甘薯叶	扦插	易	
甘薯	块根	不难	

秋天

菜名	方式	难易度	备注
嫩茎莴苣	种子	易	
茼蒿	种子	易	
菠菜	种子	不难	
西蓝花	苗栽	易招虫	
结球甘蓝	苗栽	易招虫	
小番茄（圣女果）	苗栽	不难	
青江菜	种子	易招虫	
小白菜	种子	易招虫	
台湾芹菜	苗栽	易	
葱	苗栽、种子	易	
白萝卜	种子	不难	
胡萝卜	种子	易	
豌豆	种子	易	要搭棚架
芫荽（香菜）	种子	易	可挡虫
蒜	蒜头	易	可挡虫
姜	根茎	易	耗时长，生长季长

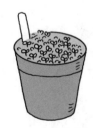

附录二 具有时节色彩的园艺治疗教案建议

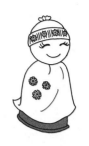

在园艺治疗本土化的过程中，我们搭配了二十四节气与五行五色养生观，设计出具有时节色彩的教案，整理如下。

但值得注意的是，表格中的内容只是建议。园艺治疗活动的开展是具有弹性的，换言之，这些教案的应用时机绝不只有如下节庆，而在这些节庆能进行的活动，也绝不只有本表格列出来的活动。

一切都取决于园艺治疗师对活动对象、活动场所的掌握情况及其巧思应变。

节庆	教案建议
农历新年	大吉大利丁香橘、五行五色插花、花束卡片
元宵节	白萝卜灯笼
母亲节	鲜花蛋糕、五行五色插花、花束卡片
端午节	艾草驱蚊香、艾草除障袋、艾草平安娃娃、艾草小精灵、辟邪平安包、艾绒平安猫、艾绒平安鱼、粽子香包
夏至	到手香驱虫液
父亲节	健康长寿"父亲树"、五行五色插花、花束卡片
中元节	艾草平安娃娃、辟邪平安包、艾绒平安猫、艾绒平安鱼
中秋节	柚子娃娃
冬至	艾草汤圆、五色汤圆
圣诞节	安神助眠雪人娃娃、花束卡片、青草花圈

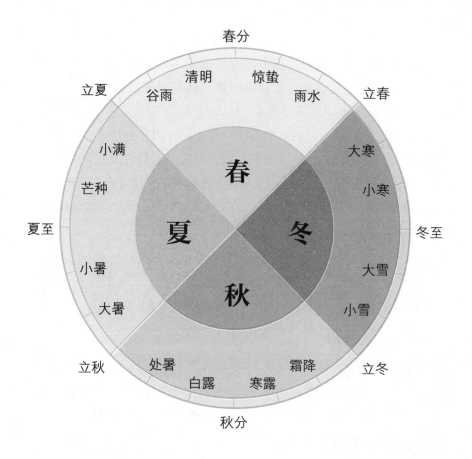

二十四节气图

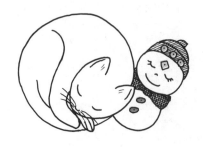